PUBLICATIONS DU *PROGRÈS MÉDICAL*

ÉTUDE CLINIQUE
SUR LE
POULS LENT PERMANENT
AVEC
ATTAQUES SYNCOPALES ET ÉPILEPTIFORMES

PAR

LE Dr A.-R. BLONDEAU

Ancien interne des hôpitaux de Tours,
Lauréat de l'Ecole de médecine de Poitiers (1re médaille).
Ex-aide-chirurgien de la Société internationale de secours aux blessés (1870),
Ex-aide-major du 5e corps franc de Tours (1870-71).

PARIS

Aux bureaux du PROGRÈS MÉDICAL
6, rue des Écoles.

V. A. DELAHAYE et Cie, Libraires-Éditeurs
23, Place de l'Ecole-de-Médecine.

1879

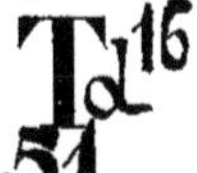

ÉTUDE CLINIQUE

SUR LE

POULS LENT PERMANENT

AVEC

ATTAQUES SYNCOPALES ET ÉPILEPTIFORMES

VERSAILLES

CERF ET FILS, IMPRIMEURS

59, RUE DUPLESSIS, 59

PUBLICATIONS DU *PROGRÈS MÉDICAL*

ÉTUDE CLINIQUE

SUR LE

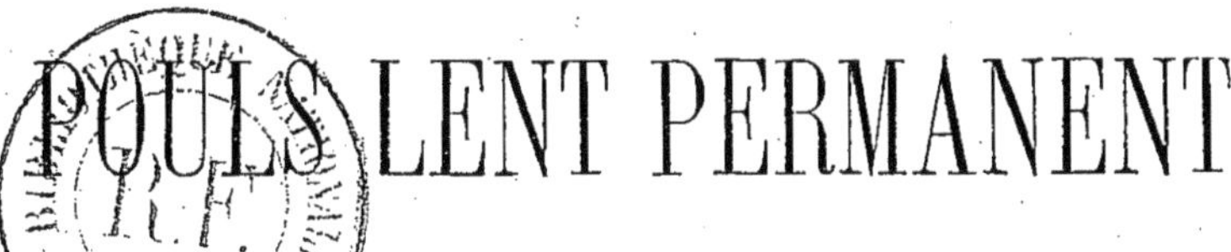

POULS LENT PERMANENT

AVEC

ATTAQUES SYNCOPALES ET ÉPILEPTIFORMES

PAR

LE Dr A.-R. BLONDEAU

Ancien interne des hôpitaux de Tours,
Lauréat de l'Ecole de médecine de Poitiers (1re médaille).
Ex aide-chirurgien de la Société internationale de secours aux blessés (1870),
Ex-aide-major du 5e corps franc de Tours (1870-71).

PARIS

Aux bureaux du PROGRÈS MÉDICAL | V. A. DELAHAYE et Cie, Libraires-Éditeurs
6, rue des Écoles. | 23, Place de l'Ecole-de-Médecine.

1879

ÉTUDE CLINIQUE

SUR LE

POULS LENT PERMANENT

AVEC

ATTAQUES SYNCOPALES ET ÉPILEPTIFORMES

INTRODUCTION

La lenteur du pouls est un symptôme relativement rare, au moins si nous en jugeons par le petit nombre d'observations qu'il nous a été donné de trouver dans les recueils périodiques de médecine. C'est cependant un symptôme facile à constater et qui n'aurait pas manqué de frapper vivement l'attention des observateurs, surtout de ceux qui nous ont précédés, à une époque où l'étude des modifications de quotité et de qualité du pouls exerçait la sagacité des contemporains de Bordeu.

Dans l'affection dont nous nous occupons, une autre série de symptômes devait aussi attirer l'attention; nous voulons parler des accidents de syncope et des convulsions épileptiformes : ainsi donc, le syndrôme, dont nous allons essayer d'esquisser les grandes lignes, est constitué par la réunion des deux symptômes précédents : *lenteur exagérée du pouls, accidents épileptiformes et syncopaux*.

Nous verrons, plus tard, par l'analyse détaillée de nos observations, qu'à ces deux manifestations apparentes et nécessaires de notre maladie, viendront se joindre, parfois, quelques symptômes plus ou moins accentués, plus ou moins bien décrits par les observateurs, et que c'est de l'étude de ces particularités que nous pourrons peut-être faire naître une hypothèse de physiologie pathologique. Un seul observateur, notre savant maître, M. le professeur Charcot, a signalé dans ses « *Leçons sur les maladies du système nerveux* », à la page 140 de son second volume, qu'il s'agissait là vraisemblablement de cas particuliers, comparables entre eux, ayant probablement pour origine une lésion irritative bulbaire ou médullaire, en dehors même de toute influence traumatique. C'est en lisant les quelques pages qu'il a consacrées *au ralentissement permanent du pouls* que nous avons eu l'idée d'entreprendre ce travail. Nous n'aurons qu'à confirmer en tout les principaux points de la description de M. Charcot, qui avait déjà tracé les limites et l'étendue du cadre que nous nous sommes efforcé de remplir.

M. le Dr Bourneville avait également appelé l'attention sur le ralentissement du pouls, sujet qu'il se proposait un jour de traiter, en mettant principalement en œuvre les observations recueillies à la Salpêtrière. Nous avons obtenu de son excellente amitié la communication des notes nombreuses qu'il avait réunies, et c'est aidé de ses conseils que nous avons fait ce travail, dont il nous a si gracieusement fourni les éléments. Qu'il nous permette de saisir cette occasion pour lui affirmer notre dévouement, et le remercier des marques si nombreuses de sympathie qu'il n'a cessé de nous accorder.

Nous prions également notre savant et excellent maître, M. le professeur Charcot, de vouloir bien agréer nos sincères remerciements pour la bienveillance qu'il nous a toujours témoignée pendant le cours de nos études.

CHAPITRE I.

Des causes ordinaires de la lenteur du pouls et des convulsions épileptiformes.

On sait que la fréquence des battements du cœur, et par conséquent le nombre des pulsations radiales, se trouvent varier selon le sexe, l'âge, la constitution et l'exercice : mais, à côté de ces modifications légères et compatibles avec l'état pathologique, se trouvent quelques cas dans lesquels le ralentissement du pouls devient à lui seul un phénomène morbide, capable de permettre de porter un pronostic grave ; ce n'est que bien rarement que la santé se trouve compatible avec ce ralentissement permanent du pouls (1).

Spring (2) a proposé pour le pouls lent, permanent ou non, la dénomination de *Bradysphyxie* (de Βραδὺς, lent, paresseux, et σφύξισ, pouls). C'est un terme qui n'a pas prévalu. Il appelait ainsi « le ralentissement qui dépend manifestement de causes pathologiques, ou constitue par lui-même

(1) Les auteurs anciens ont également été frappés par le phénomène de la lenteur du pouls, mais ils paraissent n'avoir attaché à ce signe aucune importance au point de vue pathologique. — Marquet, au dire de Haller, donne l'histoire de deux individus dont l'un n'avait que 30 pulsations, l'autre 24. *Quod fere incredibile*, ajoute Haller, qui appelle ces individus, *homines phlegmaticos, quibus cor minus irritabile*. (T. II. Sect. II. § XV, p. 254.)

(2) Spring. *Symptomatologie ou traité des symptômes morbides*. T. I, p. 498 et seq.

une cause de malaise. » On peut toujours considérer comme morbide le pouls qui bat moins de 60 fois par minute, ajoute l'auteur que nous citons. Ce caractère de lenteur du pouls se rencontre quelquefois à un degré peu accentué dans la pléthore sanguine, dans laquelle le pouls est lent, rare et grand, car, dit-on, le cœur aurait un effort plus considérable à faire pour chasser dans ces cas la colonne sanguine du ventricule vers les capillaires distendus. Semblable raison s'appliquerait à la lenteur du pouls dans la grossesse et après l'accouchement (Blot) : on sait que l'hydrémie domine dans l'état puerpéral.

Pour une autre raison, dans les cachexies primitives ou consécutives, on a remarqué le pouls lent ; dans le scorbut, dans la diphthérie, une fois la période de fièvre passée ; dans les grandes prostrations qui accompagnent les fièvres typhiques ; dans les convalescences et en particulier dans celle de la fièvre typhoïde (1).

Souvent ce ralentissement du pouls s'accompagne d'un état syncopal, c'est quelquefois alors que ces deux manifestations morbides sont sous la dépendance d'un état du cœur, état grave, indiquant l'épuisement de la fibre musculaire ou son manque de résistance : Dans l'agonie, dans les lésions de l'appareil respiratoire, au moment de la mort, le pouls s'affaiblit graduellement, et devient insensible alors que la vie n'est pas encore complétement éteinte. Il nous semble inutile d'insister plus longtemps sur ces rapports du pouls et de la respiration ; on se souvient que le ralentissement des mouvements respiratoires a pour conséquence directe la diminution des battements du cœur, et que certaines personnes peuvent en arriver à supprimer complétement leur pouls, en exerçant une forte inspiration prolongée, aidée ou non de la compression de la poitrine.

Certains poisons ont comme premier résultat de diminuer le nombre des pulsations radiales. Ces substances toxiques

(1) Charvot. *Température, pouls, urines, dans la crise et la convalescence de quelques fièvres.* Thèse de 1871.

peuvent du reste provenir de l'organisme lui-même ou être absorbées par la muqueuse digestive. Les acides biliaires exercent une remarquable action sur la circulation, dans l'ictère ; et, dans les rétentions biliaires, on observe un ralentissement du pouls qui devient rare et déprimé, même pendant la fièvre qui accompagne quelquefois les lésions inflammatoires du foie.

Les médicaments qui ralentissent le pouls sont la grande ciguë, l'aconit, la nicotine, l'élléborine, l'atropine, le colchique, la scille, l'opium et surtout la digitale et les alcaloïdes qu'on en extrait. A dose physiologique, la digitale ralentit les battements du cœur, régularise l'action de ce muscle en augmentant la force de ses contractions : à dose plus élevée, ou à dose trop faible, il y a excitation de la fibre cardiaque, accélération et précipitation des battements du cœur, pouls filiforme et symptômes réactionnels du côté de l'encéphale. Quelques poisons minéraux agissent aussi sur le pouls, ce sont les composés cyaniques, qui jouent le rôle de poisons énergiques de la fibre musculaire : enfin, dans l'intoxication saturnine on peut souvent constater la lenteur du pouls (Spring).

En dehors de ces conditions, le pouls lent peut être sous la dépendance d'un état cérébral ou médullaire. Les mélancoliques ont le pouls très-lent, de Haën cite un malade chez lequel le pouls ne battait que 15 fois à la minute. Dans sa thèse, M. Victor Guillaud (1) dit que chez certains aliénés, pendant les phases de collapsus qui succèdent aux périodes d'agitation, il y a quelquefois petitesse et infréquence du pouls. Je ne sache pas, ajoute cet auteur, qu'il existe aucune maladie où il soit donné de constater un pouls si lent, si petit et si faible, que chez ces aliénés. On trouve le pouls tellement filiforme chez eux, qu'on a de la peine à percevoir les pulsations : il est si lent, qu'il ne présente parfois pas plus de 25 à 30 battements à la minute, tandis que durant la période d'excitation, il est, chez le même individu, à 100 et 130.

---

(1) Guillaud. *Des périodes et des rôles du pouls dans l'aliénation mentale*. Thèse de 1856.

Une des causes cérébrales de la lenteur du pouls, c'est l'apoplexie : dans cet état le pouls est rare, plein et grand ; dans la commotion cérébrale il est rare, petit et faible (1) ; il est lent et inégal, irrégulier, dans la période terminale de la méningite tuberculeuse. Le ralentissement du pouls d'origine médullaire et bulbaire, reconnaît souvent une origine traumatique ; dans les cas cités (2) il s'agit de fractures de la région cervicale du rachis, dans lesquelles on a remarqué, comme phénomène transitoire, le ralentissement du pouls, alors que la commotion cérébrale ne pouvait nullement être mise en cause. M. Charcot cite à ce propos les faits de Hutchinson (3), Gurlt (4), Rosenthal, Halberton. On trouvera ces deux derniers faits dans nos observations. Quant aux deux premiers, ils ont trait à des fractures de la 5e et de la 6e vertèbres cervicales.

M. Charcot rattache ces phénomènes à une lésion de la partie supérieure de la moelle cervicale ou du bulbe. L'expérience physiologique viendrait à l'appui de cette interprétation. En 1865, Landois (5) montrait que la compression de la veine cave supérieure produit une hypérémie veineuse de la moelle allongée et du cerveau et un ralentissement considérable du pouls. Quand la réplétion sanguine est encore plus accentuée, le ralentissement du pouls peut aller jusqu'à arrêt complet du cœur et se compliquer d'attaques épileptiformes. Dans son travail récent, M. Duret (6) a bien montré que l'anémie bulbaire peut, à son tour, causer le ralentissement du pouls ; expérimentalement on réalise cette condition : 1° par la compression cérébrale ou par l'élévation de la tension intra-cérébrale ;

---

(1) DURET. *Études expérimentales et cliniques sur les traumatismes cérébraux*. Thèse de 1878.

(2) CHARCOT. *Leçons sur les maladies du système nerveux*. T. II, fasc. 1, leçon VIIIe, p. 138.

(3) HUTCHINSON. *On fractures of the spine in London Hospital Reports*. 1866. T. III, p. 366.

(4) GURLT. Cité par M. Charcot (*loc. cit.*, note).

(5) LANDOIS. *Centralblatt*, 1865.

(6) DURET. Thèse citée.

2° par oblitération artérielle (expériences de Couty) (1); on observe souvent, dans ces cas, la diminution des mouvements respiratoires et leur irrégularité, faits sur lesquels nous aurons à revenir à propos de nos observations.

La pathogénie de l'épilepsie n'est pas encore complétement élucidée, et l'anatomie pathologique n'a pas encore permis de préciser le siége des altérations cérébrales ou médullaires auxquelles se rapportent les manifestations convulsives : il paraît cependant probable que l'accès épileptique est caractérisé par un trouble vaso-moteur affectant les artérioles du grand cerveau, y causant l'anémie, tandis que le mésocéphale et la moelle sont le siége d'une congestion collatérale qui détermine l'accès. Les syncopes, les convulsions, les spasmes épileptoïdes forment le cortége ordinaire de l'anémie cérébrale, que celle-ci survienne expérimentalement à la suite d'une saignée générale, ou que, dans les cas cliniques, il y ait eu une hémorrhagie assez abondante, ou une spoliation sanguine assez persistante pour causer l'anémie cérébrale mortelle.

Ces conditions se rencontrent parfois dans des altérations graves du muscle cardiaque, dans des dégénérescences graisseuses de la fibre musculaire accompagnées ou non d'un obstacle mécanique, la surcharge graisseuse de l'organe. Aussi, devait-on, dans les premières observations, tenir compte surtout de ces lésions et leur rapporter le ralentissement du pouls et les convulsions épileptiformes : le ralentissement du pouls s'expliquait par la faiblesse de l'impulsion que communiquait un cœur dégénéré à la colonne sanguine qu'il mettait en mouvement, et les convulsions pouvaient, dans cette hypothèse, être rattachées à l'anémie cérébrale qui accompagnait une circulation imparfaite. Aussi est-ce dans un traité de maladies du cœur, dans l'ouvrage de Stokes, que nous trouvons les premières observations; nous croyons qu'elles peuvent être rapprochées des autres faits plus récents avec lesquels elles présentent quelques traits communs.

---

(1) Couty. *Archives de Physiologie*, 1876, p. 665.

CHAPITRE II.

Faits cliniques.

Une des plus anciennes observations est celle du Dr Adams, citée par Stokes à propos de la dégénérescence graisseuse du cœur : elle offre des caractères qui permettent de la considérer, malgré cette complication, comme un exemple de ralentissement du pouls et d'accidents épileptiques, plutôt qu'apoplectiques. Voici ce fait :

OBSERVATION I.

Attaques d'apoplexie répétées pendant longtemps ; — absence de paralysie ; — lenteur remarquable du pouls ; — dégénérescence graisseuse des deux ventricules, et particulièrement du ventricule droit. (W. STOKES. *Traité des mal. du cœur et de l'aorte*, p. 309, obs. d'Adams.)

Un officier de douanes, âgé de 68 ans, et vigoureusement constitué, éprouvait depuis longtemps de la difficulté pour respirer, et une toux continuelle qui le rendait incapable de tout effort musculaire. En mai 1819, je vis ce gentleman en compagnie de son médecin ordinaire, M. Duggan ; le malade relevait alors d'une attaque d'apoplexie, qui était survenue, subitement, trois jours auparavant. Il était assez bien remis pour sortir et pour se promener, mais il restait de la stupeur, une disposition continuelle au sommeil, et une toux trèsgênante. Mon attention fut attirée surtout par l'irrégularité de la respiration et la lenteur remarquable du pouls, qui battait en moyenne 30 fois par minute. M. Duggan m'apprit que depuis sept ans qu'il voyait sans cesse ce malade, il avait observé jusqu'à vingt attaques apoplectiques; un ou deux jours avant chacune d'elles, le malade était pesant, léthargique, et perdait la mémoire; puis il tombait à terre dans un état complet d'insensibilité; à cette occasion, il se blessa plusieurs fois. Le pouls devenait, au moment des attaques, plus lent encore que d'habitude, et la respiration était bruyante et stertoreuse. On le soignait sans perdre de temps et on le purgeait très-énergiquement. Comme mesure préservative, on avait placé un séton à la nuque, et un régime sévère avait été prescrit. Le malade se remettait de ses attaques sans qu'il restât de paralysie. L'œdème des pieds et des malléoles commença en décembre. La toux devint plus fréquente, la respiration plus gênée et les facultés intellectuelles s'affaiblirent.

Le 4 novembre 1819, une attaque d'apoplexie l'enleva en deux heures, avant l'arrivée de son médecin.

Autopsie *faite* 56 *heures après la mort.* — La dure-mère présente son aspect normal. L'arachnoïde est séparée de la pie-mère par un liquide gélatineux. La substance cérébrale est humide et d'un blanc jaunâtre. Il existe un peu de liquide dans les ventricules, qui ne sont pas dilatés, excepté dans le point où ils communiquent entre eux. Les parois des carotides et des artères moyennes de la dure-mère sont blanches et rendues opaques par des dépôts osseux. Elles sont cependant perméables.

Le poumon droit est sain, le poumon gauche est comprimé et adhère au thorax; une pinte au moins de sérum et une masse de graisse molle d'une couleur jaune foncée, remplissent l'espace compris entre le médiastin antérieur et le poumon comprimé. Celui-ci est imperméable à l'air et incapable de remplir ses fonctions.

L'oreillette droite est très-dilatée; extérieurement, le ventricule droit ne présente aucune apparence de fibres musculaires; il semble presque entièrement composé de graisse qui offre la même couleur jaune que celle qui occupe la place du poumon gauche. Le tissu réticulé qui tapisse l'intérieur du ventricule présente seul quelque apparence de structure musculaire, bien que la graisse apparaisse çà et là entre ses fibres.

Le ventricule gauche est très-aminci et recouvert de graisse. Au-dessous, la couche musculaire n'a pas une ligne d'épaisseur; elle n'a plus ses caractères ordinaires; ramollie, friable, sa couche a plutôt l'aspect du tissu hépatique que celui du tissu cardiaque. La cloison interventriculaire a les mêmes caractères. Dans les deux ventricules, et même dans les fibres superficielles, on rencontre des taches jaunes constituées par la graisse qui a remplacé le tissu musculaire. L'organe entier est d'une légèreté remarquable, ses valvules sont saines, à l'exception de celles de l'aorte qui sont incrustées de taches osseuses; elles sont cartilagineuses et élastiques, disposition qui a pour effet une tendance à l'occlusion permanente de l'orifice. Une injection poussée doucement par le ventricule franchit cet orifice. Cependant, en renversant le cœur et en remplissant d'eau cette cavité, le liquide ne s'échappe point, son poids n'étant pas suffisant pour écarter les bords épaissis des valvules. Le cœur contient beaucoup de sang liquide.

Le foie est sain, la veine-porte est distendue outre mesure. Le tissu de la rate est sain, quoique cet organe soit dilaté. Les autres viscères ne présentent rien de particulier.

En résumé, il s'agit dans ce cas d'un vieillard, n'ayant subi aucun traumatisme crânien, n'ayant pas eu la syphilis, et qui, depuis sept ans, a eu une vingtaine d'accès comateux qualifiés d'apoplexies, mais à la suite desquels il n'est jamais survenu de paralysie d'aucune sorte. La respiration est irrégulière, le pouls lent, on ne trouve rien au cœur pendant la vie; on ouvre le cadavre et l'on trouve un cœur gras et de l'athérome artériel. Mais ce malade a 68 ans, c'est un militaire, il doit avoir des artères dépourvues d'élasticité, et rien ne nous permet de supposer que l'altération graisseuse du cœur ait suffi à elle seule pour expliquer les phénomènes cérébraux, pas plus que l'on ne doit lui rapporter la dyspnée et la toux sèche, qu'une pleurésie gauche est venue expliquer à l'autopsie.

Les deux observations suivantes sont encore tirées de l'ouvrage de Stokes.

Observation II.

Anémie; — pouls très-lent, avec murmure valvulaire; — mort par syncope; — dégénérescence graisseuse du cœur avec lésion de l'orifice aortique. (W. Stokes. *Traité des mal. du cœur et de l'aorte*, p. 315.)

Un homme de plus de 50 ans fut admis à l'hôpital avec les symptômes caractéristiques de la phthisie sénile. La peau était d'un jaune pâle, et l'état général révélait une grande débilité. Le malade se plaignait de toux et de dyspnée, mais il ne rapportait aucune de ses souffrances à la région du cœur. Son pouls battait 35 fois par minute, et quelquefois il s'élevait à 40 pulsations. Celles-ci, régulières, mais faibles, s'accompagnaient d'un bruit de souffle au premier temps, semblable à celui qu'on observe dans l'insuffisance mitrale ; ce bruit devenait plus fort à mesure qu'on se rapprochait de la partie supérieure du sternum ; il avait son summum d'intensité au niveau de l'articulation de la seconde côte droite. Nous crûmes avoir affaire à une maladie de la valvule mitrale et nous pensâmes d'abord que le bruit aortique était dû à l'anémie. Le malade mourut sans agonie.

A l'autopsie, on trouva les valvules mitrales saines ; les valvules aortiques étaient épaissies et rétrécies, mais sans inocclusion permanente. De l'eau versée par l'aorte ne pénétrait pas dans le ventricule ; le cœur, flasque et ramolli, était couvert d'une épaisse couche de graisse, sans qu'il y eût cependant dégénérescence graisseuse complète. L'aorte présentait plusieurs taches graisseuses athéromateuses.

Chez ce malade, le second bruit était normal, et il n'y avait pas de reflux du sang dans les ventricules ; les valvules, assez malades pour produire un bruit au premier temps, fermaient complétement, et le second temps n'était pas altéré.

Observation III.

Attaques pseudo-apoplectiques répétées, sans paralysie consécutive ; — Pouls lent, accompagné d'un murmure valvulaire qui se propage dans l'aorte. (W. Stokes. *Traité des maladies du cœur et de l'aorte*, p. 316).

Edmond Butler, âgé de 68 ans, est admis à l'hôpital de Meath, le 9 février 1846.

Il raconte que sa santé avait toujours été bonne, lorsqu'il y a 3 ans il fut pris subitement d'une défaillance pendant laquelle il serait tombé si on ne l'eût soutenu. Cet accident se répéta à plusieurs reprises dans la journée, sans qu'il fût suivi de rien de fâcheux. Depuis lors, les mêmes phénomènes se sont renouvelés à des intervalles assez rapprochés, en tout, plus d'une cinquantaine de fois. Il n'y a rien de périodique dans leur invasion, ni de régulier dans leur intensité ; ces attaques étant tantôt plus faibles, tantôt plus fortes et plus prolongées. Elles ne sont provoquées par aucune des conditions qui ralentissent ou qui accélèrent les mouvements du cœur, un effort brusque, par exemple, la distension de l'estomac ou la constipation. Le malade est à peine averti de l'approche d'une attaque ; il sent, dit-il, un poids, d'abord dans l'estomac, puis dans le côté droit du cou, puis dans la tête ; *là, il fait explosion et disparaît avec un grand bruit ressemblant au tonnerre*, en laissant le malade en proie à la stupeur ; souvent, il y a en même temps une sensation de battements précipités du cœur.

Pendant l'attaque, il n'y a ni convulsions, ni écume à la bouche, mais Butler s'est quelquefois *mordu la langue*. La durée de la syncope dépasse rarement quatre à cinq minutes ; souvent elle est encore moins longue, mais, pendant toute sa durée, l'insensibilité est complète. Jamais ces attaques n'ont été suivies d'accidents ni de rien qui ressemble à de la paralysie. La dernière eut lieu un mois avant l'entrée à l'hôpital. On ne lui a jamais dit qu'il y eût quelque chose de particulier au cou et au cœur. Au début, les spiritueux semblaient être le médicament le plus propre pour faire cesser la syncope ou pour la prévenir ; depuis quelque temps, on ne les a plus employés.

A son entrée, le malade est maigre et hâve ; on retrouve cependant en lui les restes d'une belle constitution. Il est toujours à demi assoupi, mais, sitôt qu'on lui parle, il reprend complétement sa vivacité et toute son intelligence.

Butler ne se plaint pas de sa santé générale ; l'appétit est bon ainsi que le sommeil ; les fonctions digestives et urinaires s'accomplissent régulièrement. Cependant, il y a un peu de toux et d'expectoration muqueuse. L'intelligence est intacte. Le malade éprouve des frissons dans tout le corps ; il prétend n'avoir jamais chaud, à moins de se placer tout près du feu. Cette particularité existe depuis longtemps déjà ; chaque jour, dans l'après-midi le plus ordinairement, il se produit un frisson suivi de chaleur à la peau, mais sans transpiration.

A la percussion, la poitrine est partout sonore ; le murmure respiratoire est fort et s'accompagne, principalement en arrière, de gros râles muqueux. L'impulsion cardiaque est extrêmement lente, obscure et prolongée ; elle donne la sensation d'une contraction faible et lente en même temps. Le premier bruit s'accompagne d'un murmure doux, se prolongeant jusqu'au commencement du second temps qu'on entend très-distinctement le long du sternum et jusques dans les artères carotides. Le second bruit est également modifié, quoique plus légèrement, et cette altération se perçoit mieux à certains battements qu'à d'autres. Le pouls bat 28 fois à la minute ; il est prolongé et lent ; les pulsations artérielles sont visibles dans tout le corps, sans bruit anormal. Les artères paraissent être dans un état de distension permanente; les ramifications des temporales sur le crâne apparaissent en relief comme sur un sujet bien injecté. Tous les autres viscères sont dans un état parfait d'intégrité. L'urine n'est ni acide, ni alcaline ; elle est claire et limpide, d'une densité de 1.010, et ne précipite pas par l'acide nitrique.

17 *février*. — Le pouls a oscillé entre 28 et 30 pulsations par minute ; les murmures cardiaques n'ont pas varié, celui du premier temps s'entend très-bien dans la région supérieure du thorax, mais surtout le long de l'aorte.

La santé générale est devenue bien meilleure, en apparence, depuis le séjour à l'hôpital. Le malade se lève chaque jour et reprend ses forces de plus en plus. Depuis son entrée à l'hôpital, Butler a eu deux menaces d'attaques : toutes deux pendant le séjour au lit et *toutes deux ont été évitées par la manœuvre suivante : Aussitôt que le malade ressent les premiers symptômes de l'accès, il se retourne rapidement et se place sur ses mains et ses genoux, en tenant sa tête en bas ; par ce moyen, il fait souvent cesser un état qui, autrement, se serait terminé par un accès.* Nous remarquons ce jour-là, en auscultant attentivement le cœur, qu'il y a de temps à autre des demi-battements entre les contractions régulières. Ils sont très-faibles, sans impulsion, et correspondent à un phénomène pulsatif analogue au pouls. Le pouls atteint le chiffre de 36 pulsations à la minute ; les battements réguliers sont au nombre de 28, ce qui donnait 8 demi-battements par minute ; ces phénomènes sont très-peu distincts.

18 *février*. — Le malade se plaint de palpitations et d'un sentiment de malaise dans la région du cœur ; l'impulsion est plus forte et se compose de deux pulsations distinctes. Le murmure systolique est un peu plus fort qu'auparavant. En écoutant attentivement, on entend de temps à autre comme des tentatives de contractions qui avortent quatre fois environ par minute. Ces bruits incomplets n'altèrent point les intervalles qui séparent les bruits normaux du cœur. Ils paraissent remplir cet intervalle. Il n'existe pas d'état correspondant du pouls, qui bat 32 fois à la minute.

Trois mois après, le malade rentre à l'hôpital. Les phénomènes cardiaques sont les mêmes, mais un nouveau symptôme s'est montré. Savoir : une pulsation remarquable de la veine jugulaire droite, et qui devient évidente, surtout quand le malade est couché. Il est difficile de compter les pulsations réflexes, mais leur nombre est au moins double des contractures ventriculaires. Chaque troisième pulsation est forte, subite et appréciable à la vue. Les autres sont moins distinctes et quelques-unes sont très-faibles ; ces dernières correspondent sans doute aux contractions imparfaites du cœur, dont nous avons parlé. Le cou du malade est très-curieux à observer; jamais je n'avais vu jusques là des pulsations veineuses semblables.

Depuis sa sortie, ce malade a eu à peine quelques-unes des attaques cardiaques auxquelles il était sujet ; il rapporte les sensations prémonitoires à la région sus-claviculaire droite. Elles se sont reproduites souvent, sans être suivies de perte de connaissance.

Ces deux observations sont intéressantes à comparer, surtout parce que l'une d'entre elles a été suivie d'amélioration. Il s'agit là encore de gens d'un âge avancé, 50 et 68 ans; chez le premier les symptômes s'étaient manifestés depuis peu de temps, mais la phthisie intercurrente, aux progrès de laquelle le malade succombait bientôt, avait pu modifier ces symptômes, et en particulier l'état du pouls, elle abrégeait aussi la durée totale de la maladie. Il y avait déjà trois ans que le deuxième malade était atteint, lorsque Stokes prit son observation; cette longue durée se rapproche de celle de l'observation I. Dans les deux cas le pouls était lent, 35-40, 28-30; dans les deux cas il y eut de la dyspnée; dans les deux cas on trouva pendant la vie des souffles cardiaques. Le premier malade ne paraît pas avoir présenté d'accidents syncopaux ou épileptiformes, mais il est resté peu de temps à l'hôpital, il pouvait se trouver dans l'intervalle de ses accès. Le second malade au contraire a eu des attaques pseudo-apoplectiformes répétées, mais au cours desquelles il s'est mordu la langue; nous pourrions, croyons-nous, rattacher ces attaques à l'épilepsie; elle sont survenues une cinquantaine de fois, sont précédées d'une *aura* particulière, ne s'accompagnent jamais de paralysies. Un autre phénomène intéressant, c'est ce refroidissement dont se plaint le malade, il eut été curieux de savoir si cette sensation était réelle, si la température était abaissée, comme cela s'est vu quelquefois chez des malades semblables (Observ. Charcot, Cornil, H. Jones, de Boyer). Le pouls de ce deuxième malade était non-seulement moins fréquent, mais encore quelquefois dédoublé, une pulsation avortée du cœur venant augmenter le nombre de ses battements, sans se manifester au pouls radial. C'est ce que l'on observe souvent dans l'administration de la digitale (1).

D'autres auteurs ont pensé que l'irritation des branches terminales du pneumogastrique pouvait suffire à ralentir le pouls, par l'intermédiaire des fibres cardiaques de ce nerf et par le mécanisme de l'arrêt du cœur en diastole. Cette théorie aurait pour elle les expériences de Czermark faites sur lui-même : en comprimant son pneumogastrique gauche sur une tumeur osseuse dont cet observateur était atteint, il pouvait ralentir considérablement son cœur; on pourrait citer aussi l'observation suivante, à laquelle nous n'accordons cependant qu'une médiocre valeur, car il s'agit sans doute dans ce cas d'accidents névropathiques différents des graves troubles nerveux dont il est question dans nos autres observations.

Observation IV.

Excessive lenteur du pouls. — Irrégularités. — Pas d'affection organique du cœur. — Bromure de potassium et belladone; par le Dr Somerville. (*The Practitionner*, vol. XVI, mars 1876).

Un homme âgé de 37 ans, exerçant une profession libérale, d'une grande sobriété, ne fumant pas, avait toujours joui d'une bonne santé, quoique peu robuste. Depuis quelques mois, ses affaires lui avaient causé de grands ennuis. Quand je le vis, des troubles digestifs lui avaient occasionné un dérangement général depuis quelques jours; et la nuit précédente, il s'était couché, se sentant beaucoup mieux, avec l'espoir de reprendre le lendemain ses occupations ordinaires. Il avait commis l'imprudence de manger à son souper du poisson salé. Il passa une nuit d'insomnie, et, vers le matin, il

(1) Lorain. *Études sur le pouls*. Paris, 1870.

eut plusieurs vomissements. Je le vis à neuf heures; il était levé et prêt à sortir. Il se plaignait beaucoup d'une sensation d'oppression à l'épigastre; la langue était normale, son pouls ne présentait de particularité que par sa lenteur, il ne battait que vingt-cinq fois à la minute. Je le fis remettre au lit, en lui prescrivant un verre de cognac et un sinapisme à l'épigastre.

A onze heures, même état, continué l'eau-de-vie, du thé de bœuf et une alimentation féculente légère. A dix heures du soir, toujours même état; il n'y a pas eu de vomissements pendant le jour. Fréquence du pouls la même. Battements de cœur normaux, sauf leur fréquence.

Second jour. — Le pouls a entièrement changé pendant la nuit, plus rapide et très-irrégulier; battements de cœur très-tumultueux. Aucun souffle; toujours grande oppression au-devant du cœur; pas de vomissements. Le malade est très-affecté, il désespère de guérir. Le docteur Begbee le voit dans la journée et est d'avis que le désordre cardiaque est purement fonctionnel. Il prescrit de fortes doses de bromure de potassium avec de la teinture de belladone.

Troisième jour. — Pouls et battements cardiaques comme la veille. Oppression précordiale moindre. Le malade reprend un peu d'espoir. — *Quatrième jour.* — Toujours grande irrégularité du pouls, et les battements du cœur presque aussi tumultueux. Pas de vomissements: selles régulières. — *Huitième jour.* — Le cœur et le pouls se sont régularisés petit à petit. Leur action est maintenant parfaitement normale. Le malade reprend des forces et peut prendre toute espèce de nourriture.

Il y a plus de trois ans que ces notes ont été consignées, et le malade dont il est question a toujours joui d'une excellente santé depuis. Il n'a plus jamais souffert de symptômes cardiaques.

Les réflexions dont M. Somerville fait suivre cette observation indiquent qu'il croit que la cause du ralentissement du pouls, chez son malade, était due à l'irritation des filets stomacaux du pneumogastrique sous l'influence du poisson salé. Il compare cet accident à celui qui survient à la suite de l'abus du tabac; il y aurait, dans le cas de la nicotine comme dans celui du poisson gâté, une irritation vive des branches terminales qui devient le point de départ d'un réflexe aboutissant à la diminution des battements du cœur sous l'influence modératrice du pneumogastrique. Nous donnons cette explication en en laissant toute la responsabilité à son auteur.

Observation V.

Cas d'excessive infréquence du pouls; par P. Thornton (*Transactions of the Clinical Society*, London vol. VIII, p. 95).

P. B..., âgée de vingt ans, très-anémique et fluette, fut admise à l'hôpital pour les maladies de la gorge, en novembre 1872, à cause d'une laryngite syphilitique aiguë. Elle fut soignée par le Dr Morell Mackensie, auquel je dois de pouvoir rapporter ce cas.

16 *novembre*. — Je fus appelé pour pratiquer la trachéotomie sur elle; son pouls à ce moment battait 40 à la minute. Quelques heures après l'opération, elle eut un accès épileptique, mouvements convulsifs des membres et du corps, avec contorsions de la face, durant environ une heure. Elle ne fut vue par aucun médecin jusqu'au retour de la connaissance. Son pouls, alors, était le même qu'avant l'opération. Une semaine avant de venir à l'hôpital, elle avait eu un accès : mais il avait été de courte durée. Elle resta à l'hôpital pendant 4 semaines sans retour d'accès, prenant durant ce temps de l'iodure de potassium tous les jours; et ce ne fut qu'après sa rentrée chez elle que reparurent les accès. Pendant 3 jours alors, elle eut de fréquentes attaques de vertige, chacun durant seulement quelques secondes. Les accès étaient accompagnés de bruits dans la tête, comme d'un roulement de voitures.

A la fin de ce temps, 29 décembre, elle fut de nouveau admise à l'hôpital, et le jour suivant, je trouvai son pouls battant seulement 16 à la minute. Les pulsations étaient fortes. Du 1er au 4 janvier, il fut à 20 à la minute, et à ce dernier jour un tracé sphygmographique fut pris (*Fig.* 1). Elle eut, durant ces quelques jours, des attaques semblables à celle qu'elle avait eu antérieurement, mais elles étaient d'une nature transitoire; elles duraient seulement quelques secondes. Le pouls après ceci augmenta graduellement de fréquence, atteignant bientôt 40 battements par minute (*Fig.* 2), auquel nombre il resta avec persistance jusqu'à la date de la sortie de la malade de l'hôpital, et, comme on le voit par le tracé pris en février 1874 (*Fig.* 3), il était alors encore le même. Dans ce cas, jamais on ne trouva quelque désordre organique du cœur, quoique, à diverses reprises, on entendit un murmure fonctionnel. Je l'ai vue hier, lorsqu'elle était en bonne santé, et son pouls était à 48 par minute, ce qu'il a été maintenant

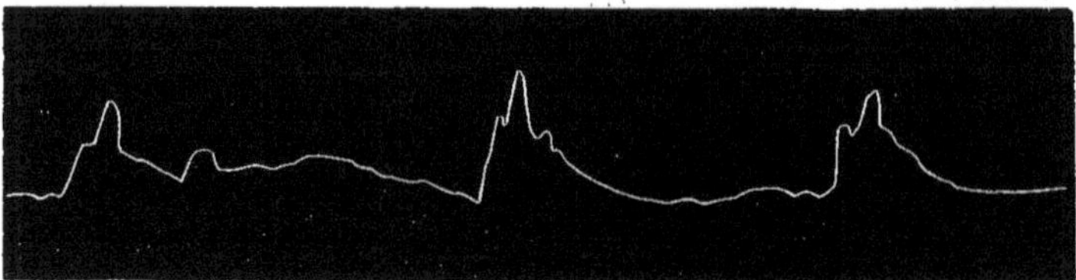

Fig. 1. — 4 janvier 1873. — 20 pulsations.

depuis environ une année. Elle était encore obligée de prendre périodiquement l'iodure de potassium.

Il ressort du récit de cette femme que les accès épileptiques ont commencé dans l'été de 1870. La première fois, elle tomba

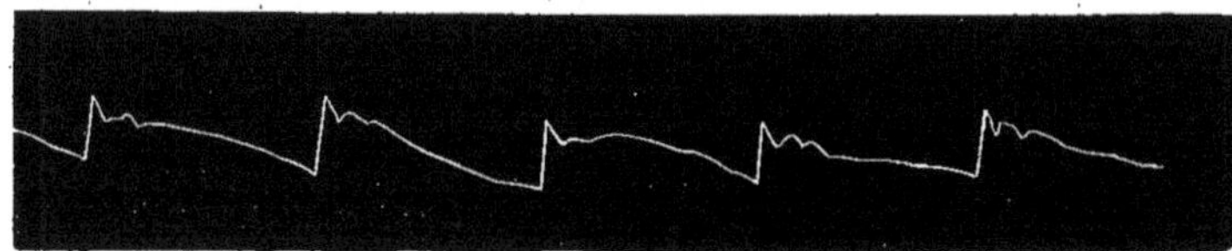

Fig. 2. — Avril 1873. — 40 pulsations.

de sa chaise peu de temps après son dîner. Elle recouvra connaissance en quelques minutes, mais durant ce jour elle eut un autre accès. Elle n'en eut pas d'autre jusqu'à la semaine suivante, quand elle était à Nottingham. Alors, pendant sept

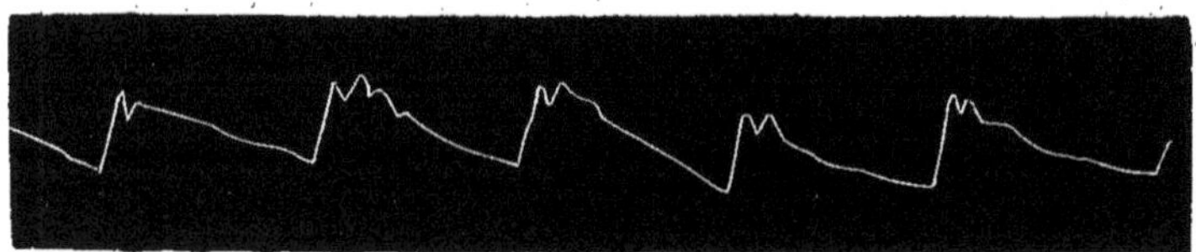

Fig. 3. — 3 février 1874. — 40 pulsations.

semaines, ils furent fréquents, et cessèrent pour n'apparaître qu'en novembre 1872.

Tandis qu'elle était à Nottingham, sous les soins du Dr Ramson; celui-ci, qui la voyait constamment, prit des notes exactes sur la forme de ces attaques, nous allons reproduire ces notes qu'il m'envoya gracieusement.

3 *août* 1870. — La maladie actuelle commença y a cinq semaines déjà sans aucune cause appréciable; après un bon repas, elle tomba soudainement de sa chaise dans un état d'insensibilité.

A intervalles réguliers, depuis cette époque, elle a eu plusieurs accès semblables. Durant les 14 derniers jours, ils ont été plus fréquents. Maintenant ils se présentent, qu'elle soit ou non au lit, endormie ou éveillée. Ils sont très-nombreux et courts, de telle sorte qu'elle peut en avoir 10 ou 12 en 15 minutes. Ils sont variables en intensité.

Une attaque sévère commence par une pâleur soudaine de la face, perte de la connaissance et du pouvoir moteur. Le cœur cesse de battre pendant plusieurs secondes. (Dans une occasion, lors d'un accès très-modéré, la cessation de l'action du cœur fut notée par le stéthoscope et la montre pendant 15 secondes); puis les respirations s'animent (*quicken*), deviennent laborieuses, presque stertoreuses; la face se congestionne; les yeux sont injectés, largement ouverts et dirigés en haut. Elle a de l'écume à la bouche et alors reprend bientôt connaissance, avec une expression de calme et sans signe de détresse. Durant la recouvrance, le pouls revient à son état normal, lequel pendant la semaine dernière a été de 24 battements par minute, par intervalles irréguliers (*by irregular steps*), qui sont toujours lents. Son intelligence est nette et sa mémoire parfaite. Elle est calme, presque apathique d'une manière qui n'est pas naturelle. Sa parole est et a été, pendant les deux derniers jours, indistinctement articulée. Dort souvent pesamment, ce qui tenait peut-être au bromure de potassium dont elle a pris 40 à 60 *grains* quotidiennement pendant la dernière quinzaine. Le sens du toucher est normal dans les deux mains.

5 *août*. — Hier et aujourd'hui elle a eu des visions et des hallucinations comme celles qu'on rencontre dans le *delirium tremens*. Elle en parle comme d'illusions et n'est pas entièrement possédée par elles. Elles existent seulement durant les accès; à cet égard ses accès sont changés, en ce sens que les accès auparavant étaient un vide pour elle, l'inconscience ayant été complète. Maintenant elle se rappelle lorsqu'elle revient à elle, qu'elle a eu des illusions spectrales, et les reconnaît comme telles. Les accès, soudainement, mais brièvement, suspendent la connaissance, interrompant ce que fait ou dit la malade, mais elle est capable, en revenant à elle, de reprendre le fil de sa pensée ou de sa conversation. A quelques égards elle est mieux. Elle a plus de pouvoir moteur, se promène, manie mieux les choses et prend plus de nourriture. Les accès d'ailleurs sont aussi fréquents et aussi sévères.

Hier, elle en a eu 45 durant une heure, et comme elle le disait: « elle ne paraissait jamais avoir ses sens ». Une intermission cardiaque de 45 secondes a été notée.

M. Thornston termine sa communication par les réflexions suivantes :

Je suis moi-même incapable d'expliquer ces phénomènes extraordinaires, excepté que je pense qu'ils relèvent d'une cause syphilitique. Des notes de MM. Goddard et Ramson, non plus que de mes investigations personnelles, je n'ai pu obtenir quelque motif pour soutenir cette théorie ; et cependant il n'y a pas le plus léger doute que la laryngite pour laquelle la trachéotomie a été faite en 1872, était syphilitique; et le retour des attaques épileptiformes prit place au même temps, la malade ayant été indemne pendant deux ans. Il était présumable que le nerf pneumogastrique était d'une certaine façon (*in some way*) affecté par le poison syphilitique.

On voit qu'il s'agit là d'un cas particulier ; d'une syphilitique, ce qui enlève à cette observation une partie de sa valeur, car les convulsions épileptiformes sont fréquentes dans cette diathèse : l'accès est décrit avec un soin minutieux ; il s'agit bien d'accidents épileptiformes, mais ils ont ce caractère singulier de s'accompagner d'une diminution notable et même d'une suspension prolongée des battements du cœur. Le délire, les hallucinations de cette malade sont aussi fort intéressants. Il dut y avoir, comme le pensait M. Thornton, une altération du pneumogastrique, mais nous serions porté à croire que cette lésion n'était pas la seule et qu'il devait y avoir quelque modification pathologique du cerveau, capable de rendre compte de cet état mental singulier.

Plusieurs observateurs ont donné des faits relatifs à des traumatismes cervicaux : nous avons déjà signalé les deux suivants dus à Rosenthal et à Halberton.

Observation VI.

Rosenthal. (*Mal. syst. nerv.*, p. 329.)

Le *ralentissement permanent du pouls*, par irritation des fibres cardiaques du pneumogastrique, constitue un phénomène plus intéressant que bien connu des lésions cervicales. J'en ai décrit un cas (*Zeitschr. f. pract. Heilk*, n° 46, 1866.) qui a toute la valeur démonstrative d'une vivisection ; il s'agissait d'un garçon de 15 ans, qui avait reçu un coup de couteau au niveau de la 6° vertèbre cervicale et avait eu des troubles passagers de la connaissance et une hémiparésie droite, disparue au bout de 24 heures. On nota ensuite une dilatation des deux pupilles, surtout de la gauche, et, pendant 4 semaines, le pouls oscilla entre 56 et 48 battements par minute. Trois mois après, la guérison était complète.

Observation VII.

Un cas de pouls lent avec syncopes, survenu pour la première fois deux ans après un traumatisme du cou, suite de chute ; par Th. Halberton. (*Medico-chirurgical Transaction of the Royal medical chirurgical Society of London.* Vol. 24. London, 1841.)

Un gentleman, âgé de 64 ans, étant à la chasse au mois de novembre 1834, tomba de cheval sur la tête, le menton portant violemment sur le sternum. Il perdit connaissance et revenant à lui se plaignit de s'être « cassé le cou ». Il se plaignait de grandes douleurs et de roideurs dans le cou, dans la région de l'apophyse cunéiforme (?) et des condyles de l'occipital. Il était sans forces et ne pouvait se mouvoir dans son lit ; il était dans l'impossibilité complète de faire des mouvements de rotation de la tête. On lui appliqua des ventouses et la tête fut soutenue par un collier à air.

La douleur du cou persista environ six semaines. Au bout de trois mois, on put le transporter à Londres où il fut examiné par le Dr Keate. M. Dix revit le malade environ un an plus tard, il paraissait en excellente santé, mais se plaignait toujours d'une certaine difficulté à mouvoir la tête.

On ne nota rien de nouveau jusqu'au mois de janvier 1837.

A cette époque, il eut une syncope pendant une promenade. M. Jackson qu'on envoya chercher constata que le pouls ne battait que 20 fois à la minute ; dans la même année, il assista aux courses de Newmarkett où l'excitation et un jeûne de plusieurs heures furent la cause d'une nouvelle syncope.

Au mois de juin, à la suite d'une excitation semblable, nouvelle attaque. Cette fois il fut soigné par le Dr Mitchell. Son pouls ne battait que 20 fois à la minute.

Quand je vis le malade pour la première fois, au mois de mars 1837, son pouls battait 33 fois à la minute quand il n'était sous l'influence d'aucune excitation, mais la moindre des choses le faisait varier. Une surexcitation mentale l'augmentait en général, mais cette surexcitation était suivie presque toujours d'une diminution du pouls, accompagnée de syncope. Une légère augmentation du pouls au dessus du chiffre que l'on pouvait considérer comme normal, pouvait être regardée comme l'indice d'une indisposition et constituait un symptôme pathologique. La constipation et tout autre désordre de l'estomac et des intestins produisait toujours, soit une augmentation, soit une diminution du pouls ; avec les accès de goutte auxquels il était sujet, c'étaient les causes les plus fréquentes de syncope. Le caractère général du pouls, quand le malade était bien portant, était ferme, plein, parfois très-régulier, parfois intermittent.

Avec le temps, les attaques augmentaient en fréquence et en gravité et la première succession d'attaques alarmantes survint en 1838. La veille, le malade avait mangé de grand appétit à son dîner, et, le lendemain, vers une heure de l'après-midi, il eut une syncope suivie d'une succession d'attaques jusques vers 6 ou 7 heures du soir, avec des intervalles de 2 à 15 minutes entre chaque attaque. On lui administra du cognac et d'autres stimulants sans parvenir à arrêter ni à diminuer les accès ; au contraire, ces médicaments semblaient augmenter le mal, car le malade vomissait. Son pouls cette fois diminua considérablement et battait de 20 à 15 fois par minute, mais tombait parfois à 12, 10, 9, 8; et, à trois ou quatre reprises, alors que le malade avait toute sa connaissance et n'avait pas d'accès, je pus constater un ralentissement jusqu'à 7, 5 pulsations à la minute. Les Drs Mitchell et Cullen eurent également l'occasion de constater le même fait.

En appliquant le doigt sur la radiale, on pouvait toujours reconnaître si une syncope allait survenir, trois ou quatre secondes avant qu'il n'y eût de modifications dans l'aspect du malade. Le pouls s'arrêtait avant que la syncope eut lieu, et l'attaque continuait jusqu'à ce que le cœur reprit ses battements ; alors, la figure rougissait, la conscience revenait, le regard était vague et parfois un peu d'écume à la bouche avec une contracture convulsive des muscles de la bouche et de la face.

La fréquence des attaques était incertaine. Parfois le malade en avait deux ou trois dans la journée, parfois une, en deux ou trois jours, ou une par semaine, une par quinze jours, une par mois. Quelquefois, l'accès était violent et le malade perdait toute conscience; quelquefois, il n'y avait qu'un simple étourdissement.

On eut recours aux stimulants, aux antispasmodiques, aux calmants, dans le but d'éloigner les attaques, mais sans résultat marqué et le traitement qui, à la longue, semblait donner les meilleurs résultats, consistait à tenir le canal intestinal libre, à empêcher la formation d'acides dans l'estomac, un régime simple et nourrissant, avec trois ou quatre verres de vin par jour et une quantité proportionnée d'eau-de-vie.

Comme nous venons de le dire, l'administration des stimulants, loin d'arrêter les attaques, était plutôt préjudiciable en produisant une certaine excitation nerveuse et un désordre dans la digestion stomacale. Le traitement qui nous parut le meilleur au Dr Mitchell et à moi, pendant l'accès, consistait à éventer le malade, à lui appliquer de l'eau de Cologne, sur les tempes, sous les narines et à administrer du thé et du café si les accès se prolongeaient.

L'attaque unique la plus grave, excepté celle à laquelle il succomba, survint au moment du dîner environ six mois avant sa mort. Il avait mangé rapidement une côtelette de mouton et était en train d'en manger une deuxième, quand il fut pris subitement et sembla mort pendant quelques secondes.

Sa dernière attaque, en avril 1840, eut lieu également pendant le dîner et ne différait des attaques précédentes par aucun symptôme, ni convulsif ni autre, il n'y eut de différent que la terminaison.

L'autopsie fut faite par M. Liston et M. Ancram, 36 heures après la mort, en présence du Dr Mitchell et de moi-même.

RAPPORT DU Dr LISTON. — POITRINE. *Poumons* sains. *Cœur* grand. Les parois du ventricule gauche un peu minces, la membrane tapissante interne généralement épaissie. L'orifice auriculo-ventriculaire gauche, légèrement agrandi, permettait facilement l'introduction de trois doigts. Les valvules de l'aorte étaient saines. La membrane tapissante du ventricule droit était épaissie en plusieurs endroits, l'orifice auriculo-ventriculaire droit était considérablement agrandi et admettait les extrémités des quatre doigts et du pouce réunis.

Les valvules de l'artère pulmonaire étaient parfaitement saines.

TÊTE. — La *dure-mère* adhérait intimement sur toute son étendue au crâne, qui était compacte et extraordinairement mince. L'*arachnoïde* contenait une grande quantité de sérum, la substance cérébrale était légèrement congestionnée, à part cela parfaitement saine. La moelle allongée était petite et de consistance très-ferme. Le *trou occipital* était changé de forme; le diamètre antéro-postérieur était beaucoup diminué, l'extrémité supérieure de l'apophyse ondontoïde de l'axis semblait avoir été repoussée en arrière et élevée, pour ainsi dire, au-dessus de son niveau normal. Le diam. antéro-postérieur était tellement rétréci, qu'on n'y pouvait faire pénétrer l'extrémité du petit doigt. La dure-mère et le ligament qui recouvrait la partie postérieure du corps de l'axis, étaient considérablement épaissis. L'atlas occupait sa place normale, mais ses cavités articulaires avaient contracté des adhérences osseuses solides avec les condyles de l'occipital ; ce qui rendait complétement impossible tout mouvement de la tête, du crâne, sur cet os. Il y avait une légère projection des lames à droite, entre l'apophyse épineuse et l'apophyse articulaire de l'axis. On ne trouva ni ossification ni dépôt calcaire dans aucun point du système vasculaire. Le sang était liquide.

Le pneumogastrique était épais. Le ganglion cervical moyen à droite était considérablement développé.

Ces deux cas sont fort comparables : il s'agit dans tous deux de traumatisme de la région cervicale. Le cas de Halberton nous montre le développement lent d'exostoses amenant une déformation du trou occipital et une diminution de calibre du canal rachidien : la mort subite qui est survenue dans l'observation VII est la terminaison fréquente de l'état pathologique que nous décrivons. Dans le cas de Rosenthal, il y eut dilatation pupillaire, ce qui s'explique par l'irritation du centre cilio-spinal ; dans celui d'Halberton, nous devons signaler un symptôme bulbaire, le vomissement qui n'est pas rare dans nos autres observations, en outre la lenteur du pouls a été excessive, puisqu'à la fin de la vie on n'a compté que cinq pulsations par minute. Enfin, l'examen *post mortem* est un des plus intéressants. Tout d'abord le cœur est sain ; donc ces accidents ne sont pas toujours fatalement sous la dépendance d'une altération du myocarde. Puis on trouve une déformation du trou occipital, qui est rétréci : on sait que dans ces dernières années l'attention des pathologistes a été attirée sur les lésions osseuses du crâne et de l'occipital dans les cas d'épilepsie (Lasègue) ; enfin, et c'est un fait de la plus haute importance, il est fait mention de l'épaississement du nerf pneumogastrique et du gonflement du ganglion cervical supérieur. Cette observation est donc une des plus intéressantes et c'est à juste titre que M. Charcot l'a signalée dans son traité des maladies du système nerveux.

Les trois observations qui suivent ont été rédigées par nous, d'après des notes recueillies par différents élèves de l'École de la Salpêtrière, pendant une période de plusieurs années. Ces notes nous ont été obligeamment communiquées par notre ami M. le docteur Bourneville.

Observation VIII (*inédite*) (1)

Pouls lent permanent. — Attaques épileptiformes. — Étourdissements. — Mort subite par syncope.

Herb... Marie, domestique, âgée de 72 ans, entre à l'infirmerie de la Salpêtrière (Service de M. Charcot), le 25 août 1860.

Renseignements. — Entrée à la Salpêtrière pour des varices et un eczéma variqueux. Etait restée déjà deux mois et demi à la Charité. A travaillé pendant longtemps dans une blanchisserie où elle avait les pieds et les jambes continuellement mouillés. Hémorrhoïdes qui sortent quelquefois et donnent lieu à un flux sanguin. Ménopause à 48 ans. A eu 9 enfants. Pas de rhumatisme. L'éruption d'eczéma aux jambes aurait coïncidé avec la cessation des règles ; les varices datent de la première grossesse.

Depuis son admission à la Salpêtrière (Incurables), elle a été une seule fois à l'infirmerie, pour ses varices et son eczéma. L'éruption de la jambe est cicatrisée depuis un an environ.

(1) Rédigée d'après les notes recueillies par MM. Cornil (1863), et Joffroy (1869).

On ne sait s'il y a une relation directe entre les étouffements qu'elle offre aujourd'hui et la cicatrisation de son ulcère; mais il est certain en tout cas, que les étouffements ne sont pas antérieurs. En outre l'oppression, elle a des *étourdissements* qui la forcent quelquefois à se tenir aux murs. Il y a 15 jours, elle a eu pendant huit jours de la diarrhée avec coliques.

État actuel. — Paquets variqueux à la jambe droite et cordons durs. Plaque pigmentée brune, vestige de l'ulcère ancien dont la cicatrisation est complète.

Le cœur bat 32 fois à la minute, après comme avant l'examen. Les deux temps sont séparés l'un de l'autre par un intervalle long. Ils sont profonds, sourds. Pas de bruits anormaux. La radiale n'est pas ossifiée. C'est à peine s'il y a trace d'arc sénile. Le pouls est très-peu rénitent. Rien à l'auscultation des poumons.

24 janvier 1861. — Herb... a un *accès*. Elle dit que tout tourne autour d'elle, et qu'elle va tomber, quoiqu'elle soit couchée dans son lit. Cet accès a commencé hier au soir. Pouls 32 à la minute, avec des irrégularités et des silences qui vont jusqu'à 2 et 3 secondes. La malade se plaint de chaleurs qui lui montent à la face; elle rougit alors, dit qu'elle va tomber, et se soulève pour s'accrocher à la corde de son lit. Elle pâlit après que la chaleur est passée. Bourdonnements d'oreille avec tournoiement de tête. — Envies de vomir.

1er *février*. — *Nouvel accès* hier soir. Obnubilation de la vue. Bourdonnements d'oreille. La malade craint toujours de tomber de son lit. — Pilule de nitrate d'argent. — Herb... sort le 10 *mars* 1863.

Herb..., rentre le 5 *avril* 1863. — La veille (4 *avril*), étant aux cabinets, elle a été prise d'*étourdissements* vers onze heures du matin, et elle est tombée sans connaissance. Elle s'est relevée elle-même. Dans la chute, il s'est produit une *plaie à la partie postérieure de la tête*, région moyenne, au-dessus de la bosse occipitale. Depuis ce temps, elle éprouve des étourdissements pendant lesquels elle devient pourpre; — Elle voit tout danser, et, comme ahurie, ne sait pas où elle est. — Frissons puis bouffées de chaleur; — engourdissements dans les deux mains.

Le 5 *avril*, on a appliqué 2 ventouses scarifiées qui l'ont momentanément soulagée. mais les étourdissements sont bientôt revenus. Par moments, elle ne peut pas parler et bégaie un peu.

6 *Avril*. — Pouls à 40, avec quelques irrégularités. Pupil-

les également dilatées. Pas d'engourdissement dans le bras gauche ni de douleurs de côté. Battements du cœur éloignés; faible impulsion non sensible à la main (femme grasse). Pas de matité appréciable à la région précordiale. — Premier bruit du cœur légèrement soufflant. — Artères non ossifiées. Arc sénile blanc.—Elle tremble et a la voix chevrotante.—Vésicatoire à la nuque.

17 *Avril*. — Mêmes accès et mêmes étourdissements. — H... sort améliorée le 30 *avril* 1863.

On apprend que tous les jours Herb... fréquente la *cantine*.

Le 18 *juillet* 1869, rentrant à la Salpêtrière, Herb... tombe sans connaissance au moment où elle descendait d'omnibus, près de la porte d'entrée. L'interne de garde appelé de suite ne put que constater la mort.

La sous-surveillante du service, nous apprend que dans les derniers mois cette femme allait et venait comme à l'ordinaire. Elle avait conservé ses habitudes de *cantine*. Son intelligence était devenue très-faible, elle savait à peine ce qu'elle disait, ramassait dans les cours des chiffons, etc., et en faisait un paquet. Elle aurait éprouvé un *accès* violent avec une perte complète de connaissance dans le mois de janvier 1869. Cet accès a duré un quart d'heure au moins. Elle en a eu un autre dans le mois de février, mais qui aurait été très-court. Ainsi, elle avait comme par le passé, de temps en temps, des *accès* assez violents pour aller jusqu'à la perte complète de connaissance, et d'autres moins violents qui n'étaient que de simples étourdissements.

Autopsie *faite le 20 juillet*. — *Encéphale*. — Rien. Les artères ne sont que peu athéromateuses. Teinte opaline. Un peu d'épaississement des parois; mais pas de plaques ni d'épaississement considérable.

Poumons. — Peu de congestion. — *Cœur*: 420 gr. Rien au péricarde. Le cœur est flasque; cavités dilatées; muscle couleur feuille morte. Pas de lésions valvulaires dans le ventricule gauche. Une plaque, à contours irréguliers, se voit sur l'endocarde au voisinage de la pointe. Cette plaque fibreuse, blanc jaunâtre, opaque, est moins grande qu'une pièce de un franc. Elle est très peu épaisse et n'intéresse évidemment que l'endocarde.

Foie. — Cirrhotique à un degré assez avancé. Volume normal. Le lobe gauche adhère intimement à la *rate* qui est enveloppée dans une épaisse paroi fibreuse. La rate est volumineuse. Pas de liquide dans le péritoine. *Reins* : volume normal. Un peu granuleux à la surface.

Le *muscle du cœur*, examiné au microscope, est très-graisseux

Augmentation considérable et anormale du muscle. Granulations graisseuses abondantes dans les fibres, se réunissant en petites gouttelettes. Entre les fibres, nombreuses et grosses gouttelettes graisseuses. La striation est presque entièrement cachée.

Observation IX (*inédite*) (1).

Ralentissement permanent du pouls. — Accès épileptiformes. — Bruit de souffle au cœur. — Erysipèle.

Grandj... Françoise, couturière, âgée de 71 ans, à son entrée à l'infirmerie de la Salpêtrière, le 7 juin 1866, salle Saint-Alexandre, n° 4 (service de M. Charcot).

Antécédents. — Les renseignements suivants nous sont donnés par M. Vulpian, dans le service duquel elle avait séjourné du 8 avril au 19 mai 1866. — Réglée à 12 ans. Ménopause vers 40 ans. Dix-sept enfants. A eu la variole et le choléra en 1832. Pas de paralysie, pas de rhumatismes. Vue bien conservée quoique un peu affaiblie. A la suite d'un étourdissement, la malade aurait fait une première chute en mars 1864, puis une autre en août 1865 et une dernière à la fin de mars 1866, ce qui avait nécessité son entrée à l'infirmerie. Elle ignore si elle a perdu connaissance pendant ses étourdissements. Dans son service, M. Vulpian a constaté l'état suivant :

8 *avril.* — Cœur, souffle au premier temps, prolongé, 30 à 32 pulsations par minute. Poumons, rien. Pas de diarrhée, pas de constipation. La malade accuse de la douleur à l'épigastre. Elle serre avec une force égale des deux mains ; la sensibilité paraît diminuée des deux côtés. Elle peut marcher, mais se sent faible.

12 *avril.* 32 pulsations. Dans la nuit, crampes d'estomac. — 13 *avril.* P. 32. — 19 *avril.* P. 32. — 23 *avril.* P. 28 à peine.

9 *mai.* On fait marcher la malade, elle ne boîte pas, mais sa marche est hésitante ; la jambe ne traîne pas, la plante du pied se détache avec peine du sol.

19 *mai.* Elle sort en assez bon état, quoique se plaignant toujours de douleurs de reins. Pouls lent d'une manière constante, 24 à 32 pulsations par minute.

(1) Observation rédigée d'après les notes recueillies par MM. Bouchard (1866) et Bourneville (1868).

Etat actuel. — 8 *juin* (service de M. CHARCOT). Depuis sa sortie du service de M. Vulpian, la malade dit avoir constamment souffert. Dans le trajet du dortoir à l'infirmerie, elle a eu des vomissements, et, en arrivant à la salle, une perte de connaissance avec convulsions des yeux et des bras. Elle a sa pleine connaissance, répond aux questions, mais est très-prostrée: voix faible, plaintes continuelles. Quand on lui demande le siége de la douleur, elle indique la région de l'estomac et du dos. Face pâle, froide; genoux froids; mains froides, violacées; nausées. Pouls très-lent, 32 pulsations; les artères radiales ne sont pas ossifiées non plus que les temporales, arc sénile prononcé. A chaque battement du cœur on entend un souffle très-évident à la base. Langue sèche, blanche. Respiration libre, râles sous-crépitants, seulement dans le lobe inférieur gauche. T. R. 37°, 4.

Quelques instants après qu'on vient de l'examiner, c'est-à-dire vers dix heures, Grandj.... est prise d'un *accès épileptiforme :* mouvements toniques des bras; yeux tournés en haut; pâleur extrême de la face, puis tout à coup rougeur très-vive; pas d'écume. L'accès dure environ 3 minutes, après quoi la malade revient à elle, s'assied et a des vomissements.

9 *juin.* — Depuis le 7, pas de nouveaux accès épileptiformes. G... a continué le rhum et du vin, mange peu. Toujours des douleurs dans la région épigastrique et dans les reins. P. 32. Elle confirme le récit qu'elle a déjà fait, relativement à ses accès de 1864 et 1865.

18 *juin.* Elle se lève depuis deux ou trois jours et va mieux. Toujours P. à 30 ou 32; T. R. 37°, 4.

Sort le 11 *septembre* 1866.

Rentre à l'infirmerie le 4 *novembre* de la même année. La veille, elle a eu un nouvel accès suivi, comme d'habitude, de vomissements. Elle a des étouffements. P. 44.

13 *novembre.* Accès épileptiforme. Etouffements. Cyanose. Sueurs froides. P. 64. Battements très-faibles.

1867. 10 *janvier.* La malade se plaint d'une vive douleur de tête, elle la compare à des coups de marteau sur le vertex.

9 *avril.* — Grandj... qui se levait encore le 7, est obligée de garder le lit. Elle a mangé hier matin du café comme à son habitude, mais vers quatre heures elle a vomi le potage qu'elle avait pris, elle a été oppressée depuis ce temps.

A la visite, on constate que la face est pâle, les extrémités un peu froides. La malade geint; si on lui demande où elle souffre, elle ne peut parler et répond par signes. C'est une sorte d'anéantissement avec oppression, sans véritable perte de connaissance. P. 30 à 32. Les veines ont l'air de battre trois ou quatre fois pendant une pulsation, il y a donc un pouls veineux très-développé. Un ganglion lymphatique situé entre les deux espaces des sterno-cléïdo-mastoïdiens est soulevé à chaque expiration.

10 *avril*. P. 32 ; T. R. 37°, 5.

1868. 11 *janvier*. *Matin*. Grandj... est tombée hier deux fois de sa chaise, mais sans perdre connaissance ; aujourd'hui elle a saigné du nez assez abondamment. Rien à l'auscultation de la poitrine. Douleur fixe à l'estomac. Céphalalgie frontale. P. 34. R. 34. — *Soir*. Nouvel épistaxis. Même état.

2 *mars*. Depuis son arrivée à l'infirmerie, pas d'étourdissements ni d'attaques épileptiformes ; habituellement elle est assoupie. Oppression. Elle dit avoir fréquemment des battements de cœur. A l'auscultation, battements cardiaques rares, le premier bruit ample, prolongé, soufflant. Le pouls, à 36 seulement, est régulier ; chaque pulsation semble composée de deux ondulations. Vue aussi nette des deux côtés, pupilles également dilatées. Surdité incomplète depuis cinq ans environ ; plus sourde de l'oreille gauche ; ni douleurs ni œdème du bras gauche ; pas de bourdonnements d'oreille. Appétit bon ; jamais de vomissements. Selles régulières. Se lève tous les jours.

5 et 10 *mars*. P. 32. Bruit de souffle au premier temps. La

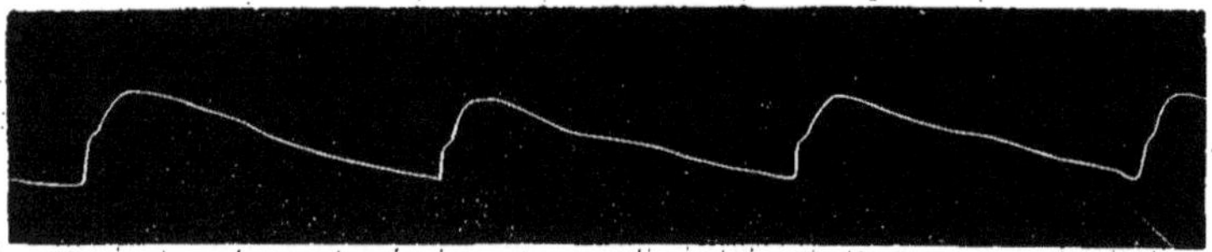

Fig. 4. — Mars 1868. — Pouls à 32.

malade depuis quelques jours est assoupie ; elle dit avoir mal à la tête. Figure rouge. A l'auscultation, rien aux poumons. Langue un peu saburrale. Pas de vomissements ; garde-robes régulières. Sonorité du ventre à la percussion ; douleur entre l'ombilic et le revers des fausses côtes à droite ; sub-matité dans ce point descendant jusqu'à une ligne qui rejoindrait l'ombilic. Au palper, un peu de résistance dans cette portion. Amaigrissement assez marqué.

10 *avril*. Hier dans la soirée, frissons, envie de vomir. Ce matin, grande oppression. Face très-pâle. Abattement assez notable. Rejet de mucosités. Tremblement des membres supérieurs. Lipothymies. P. 38. Chacun des battements du pouls coïncide avec un bruit de souffle, assez intense, à la base, suivi

à peu de distance par un bruit sec qui semble coïncider avec un second battement du cœur et qui n'est pas toujours sensible au pouls. Quelquefois, à la suite de ce second bruit, il y en a un troisième qui, lui, n'est jamais sensible au pouls. R. 32; T. R. 39°.

12 *avril*. Accès épileptique complet, savoir : Mouvements convulsifs, écume à la bouche, urines involontaires, puis sommeil stertoreux. Cette attaque a duré une heure (les mouvements convulsifs ont porté sur le bras droit).

13 *avril*. Langue saburrale. Coloration et gonflement érysipélateux du nez. Légère rougeur des pommettes. Inappétence. P. 30; R. 32 à 36; T. R. 38°, 9.

Soir. Hébétude, pâleur de la face. Pendant que Gr... était tournée sur le côté gauche (température), elle est prise des accidents suivants : Cyanose de la face; strabisme (à droite), mouvements des joues semblables au mouvement d'un soufflet; urines involontaires, pas de mouvements des membres; légère déviation de la bouche ; ni écume ni ronflement. Perte de connaissance complète.

14 *avril*. *Matin*. — L'érysipèle occupe le nez, les deux joues, la racine du nez, le sourcil droit, le front, la paupière supérieure gauche. P. 36, ondulant; T. R. 38°, 8. — Langue humide; boit avec peine. Pas de vomissements; pas de garde-robes.

Soir. — L'érysipèle est aussi étendu que le matin; le gonflement est un peu plus marqué. La paupière supérieure droite est gonflée. Pas de vomissements. Langue sèche; pas de gêne de la déglutition. Pas de délire. P. 36; R. 28; T. R. 38°, 6.

15 *avril*. — *Matin*. L'érysipèle reste limité aux mêmes parties, lesquelles sont beaucoup plus gonflées qu'hier; les paupières, gonflées, œdématiées, couvrent les globes oculaires. Langue très-sèche, soif très-vive. Pas de vomissements. — Selles après un lavement purgatif. Respiration irrégulière, un peu gênée. Mains froides, même celle qui était placée dans le lit. Aucun phénomène cérébral. — Pendant l'examen thermométrique, tremblement des mâchoires. T. R. 39°. *Soir*. P. 40; — R. précipitée, irrégulière à 52; — T. R. 40°. La malade dit qu'elle se sent étouffer. Rien de notable à l'auscultation à part quelques râles isolés à gauche, sous l'aisselle. Les paupières sont presque totalement fermées. Gonflement considérable d'un ganglion à l'angle droit du maxillaire inférieur (volume d'une noix). Pas de délire. Elle semble moins sourde qu'à l'habitude. — Morte à 10 heures du soir.

Autopsie *faite le 17 avril à 8 heures*. — *Tube digestif* : — *Œsophage*, rien. — *Estomac* : La muqueuse semble un peu épaissie et a une coloration d'un rouge brun généralisé. On trouve sur ce fond rouge brun des traînées blanches, grisâtres, disséminées en grand nombre. Pas d'ulcérations ni de cicatrices. — *Rate* : Poids, 205 gr. Quelques plaques jaunes, dures, graisseuses sur son enveloppe. Tissu dur, rouge groseille. Pas d'infarctus. — *Foie* : Poids, 1420 gr. La vésicule biliaire contient 50 à 60 petits calculs de la grosseur d'un grain de vesce. Cette vésicule n'est pas rapetissée. Le tissu du foie est dur et fortement congestionné. — *Pancréas* : sain. Poids, 80 gr.

Reins : Le *droit* pèse 160 gr., il est gorgé de sang, dur, résistant à la coupe, pas d'infarctus. Les pyramides sont très distinctes. Le *gauche* pèse 200 gr. Même aspect des pyramides. — La *Vessie* est saine; la muqueuse de l'urèthre est couverte de vaisseaux qui lui donnent une teinte violette.

Les *Poumons* offrent quelques adhérences légères au sommet; — emphysème des deux poumons; — le gauche, à la base, est rouge, congestionné, sans trace d'hépatisation. — *Cœur* : Environ 10 à 15 gr. de sérosité dans le *péricarde*. Pas de traces de péricardite. — Pas de surcharge graisseuse; — les artères coronaires paraissent libres. Poids 425 gr. sans le péricarde. Végétations calcaires sur les valvules sigmoïdes de l'*aorte*; en se réunissant plusieurs des végétations ont uni deux des valvules sigmoïdes, la troisième est au contraire dilatée. Il y a un peu d'*insuffisance*; l'eau, versée dans l'aorte, passe aisément. Les *parois du cœur* ont une coloration un peu feuille morte, leur épaisseur est normale à droite, augmentée à gauche. Hypertrophie avec dilatation de l'oreillette gauche. Orifices auriculo-ventriculaires libres. Pas de cicatrices sur le cœur. (Les *fibres musculaires du cœur* examinées au microscope, sont normales; elles ont conservé leur aspect strié. Rares granulations graisseuses. Il en est de même encore des fibres nerveuses du pneumo-gastrique gauche, examinées sur un fragment pris au niveau et en avant de la crosse aortique). — *Encéphale*. Les artères de la base, sylviennes, basilaires (etc.), sont volumineuses, dilatées; — elles présentent quelques plaques non indurées. — *Cervelet*, *bulbe*, *protubérance* : rien d'anormal. — *Cerveau* : sain.

Observation X (*inédite*) (1).

Ralentissement permanent du pouls. — Attaques épileptiformes. — Mort subite.

Faug..., Rose-Françoise, 72 ans, admise à la Salpêtrière en 1859, entrée à l'infirmerie le 8 février 1867, n° 12, salle Saint-Jacques. (Service de M. Charcot.)

Cette malade a déjà fait plusieurs séjours à l'infirmerie, le dernier date de mars 1866; à cette époque, elle y serait entrée pour un étourdissement suivi d'une chute sur la face, chute qui avait occasionné une ecchymose des deux paupières. Dès ce moment, on avait noté la lenteur du pouls de la malade, 32 à 33 pulsations par minute.

Antécédents. — Ophthalmie dans l'enfance ; varioloïde à six semaines, (?) n'était pas vaccinée : abcès de la cuisse à dix ans ; pas de convulsions, point de chorée. A 14 ans, les règles se sont établies facilement et régulièrement. Ménopause à 50 ans. Mariée à 19 ans. A eu 9 enfants et fait 3 fausses couches. (Une fille est morte à la Salpêtrière âgée de 28 ans; trois autres sont morts jeunes, cinq survivent. Une fille aurait une affection du cœur et serait sujette à des douleurs dans les jointures.) Vers l'âge de 35 ans, douleurs dans les genoux d'abord, puis dans les autres jointures. Le séjour au lit fut de quinze jours à trois semaines environ. A partir de cette époque, elle fut sujette, pendant plusieurs années, à des douleurs dans les articulations, principalement dans celles des genoux. Jusqu'en 1866 environ, celles des mains et des doigts sont restées indemnes. Parfois ces douleurs devenaient très-vives et la forçaient de garder le lit pendant une quinzaine de jours. Pas de complications cardiaques lors de la première et principale attaque de rhumatisme.

Jamais on n'a appliqué de vésicatoire à la région précordiale. La malade prétend que, dès sa première attaque, on lui aurait dit qu'elle avait le pouls lent. Elle dit également n'avoir jamais habité d'endroit humide, mais son état, marchande à la halle, l'exposait à des refroidissements très-fréquents;

(1) Observation rédigée d'après les notes recueillies par MM. Bouchard (1866), Bourneville (1868) et Michaud (1870).

elle ne se livrait pas à la boisson. Des saignements de nez abondants, qui avaient lieu deux fois par jour et ont duré une période de 3 mois, sont survenus quatre ans avant la cessation des règles.

Vers 60 ans, elle aurait éprouvé des troubles du côté du cœur; étouffements fréquents. « Elle se sentait mourir, disait-elle. » De plus, elle éprouvait des douleurs lancinantes accompagnées d'un sentiment de pesanteur à la région cardiaque et qui l'obligeaient, quand elle se couchait, de tenir son côté gauche au-dessous du sein avec les deux mains. Pas de battements de cœur.

Elle avait remarqué que le soir les chevilles et le dessus du pied étaient enflés, et cela avant l'apparition des phénomènes cardiaques. Il lui est presque impossible de monter les escaliers et pour aller à son dortoir, situé au second étage, elle est obligée de s'arrêter six ou sept fois, et cela pendant 4 ou 5 minutes. Elle aurait eu également des crachements de sang pendant deux jours, mais ils auraient cessé après deux applications de ventouses dans le dos. On raconte dans le service que la malade est sujette à des *accès d'épilepsie*; elle le nie énergiquement, mais un accès aurait été constaté en juillet 1866.

Etat actuel. — Pouls à 32, compté pendant une minute. Quand on ausculte le cœur, en ayant le doigt sur l'artère radiale, on perçoit un choc au moment de la pulsation. Le premier bruit du cœur est suivi d'un souffle assez doux, paraissant siéger à la base. Ce souffle est suivi d'un claquement (2e bruit). Puis il se fait un silence, et, immédiatement avant la réapparition du premier bruit, la tête est soulevée par un nouveau choc accompagné d'un bruit sourd ; ce choc ne coïncide avec aucune pulsation artérielle.

En appliquant la main sur la région précordiale, on sent par conséquent deux chocs qui se succèdent à un court intervalle, savoir : 1° un premier soulèvement sans pulsation radiale; 2° deuxième soulèvement avec pulsation radiale. En ne tenant compte que des battements épigastriques, on aurait donc 64 pulsations au lieu de 32.

Pendant son séjour à la salle Saint-Jacques, la malade a eu un accès épileptiforme. Elle sort le 23 février 1867.

F... rentre de nouveau à l'infirmerie, salle Saint-Alexandre, n° 24 (service de M. Charcot), le 18 avril 1868.

Nouveaux renseignements. — Elle confirme ce qui a été dit au sujet de ses antécédents, mais donne des explications relativement à ses crises épileptiques qui ont été constatées à différentes reprises. La première crise aurait eu lieu vers

1857. Elle serait survenue à peu près subitement : la malade serait tombée sur les genoux, mais d'une manière incomplète, et n'aurait pas perdu connaissance. Pas de salive aux lèvres, pas de morsures à la langue. Antérieurement, elle aurait eu des étourdissements, de la céphalalgie; la vue était brouillée, bourdonnements d'oreilles; quelquefois elle serait tombée, si elle n'avait pas trouvé un point d'appui pour se retenir.

La seconde crise se serait montrée deux ou trois mois plus tard; la malade ne peut la décrire. Parfois, dans ses crises, même avant son entrée à la Salpêtrière, il lui est arrivé d'uriner sous elle. Elle ne se serait jamais mordu la langue. Plusieurs fois elle s'est blessée dans ses crises; on peut constater au sourcil droit une cicatrice consécutive à une blessure de ce genre.

24 *avril*, — Nous constatons encore la lenteur du pouls de F... Il bat 29 ou 30 fois à la minute. Ses jambes enflent quelquefois encore. Elle n'éprouve pas de fourmillements dans les membres; cependant le côté gauche paraît un peu plus faible que le côté droit, mais il en aurait toujours été ainsi.

Elle urine bien, mais ne peut se retenir longtemps ; certains iours, elle éprouve de fréquentes envies, les urines sont rares à ces moments-là. — L'appétit est conservé ; — salivation normale. — Constipation habituelle. — Depuis trois mois, toux assez fréquente. F... sue beaucoup, surtout pendant la nuit. — Le sommeil est mauvais; quelquefois elle dort à peine, d'autres fois elle éprouve des cauchemars affreux. Ce fait ne se présente que depuis qu'elle éprouve ses phénomènes cardiaques, car auparavant le sommeil était bon. F... sort de l'infirmerie quelques jours après.

23 *janvier* 1870. — La malade meurt subitement dans son dortoir. A 5 h. 1/2 du matin, on l'entendit se plaindre et remuer dans son lit ; mais l'interne de garde, prévenu de suite, ne pût que constater le décès.

Autopsie. — *Cœur*. Un peu de sérosité louche dans le péricarde. Le cœur est très-gros ; sur le péricarde viscéral on trouve quelques plaques laiteuses de différentes dates. L'une d'elles, siégeant à la pointe et en avant, paraît plus récente que les autres et présente une apparence tomenteuse ; on trouve, en outre, quelques petites plaques disséminées, rougeâtres, comme ecchymotiques. Hypertrophie générale du cœur paraissant porter aussi bien sur le côté droit que sur le côté gauche. L'organe, débarrassé des caillots, pèse 590 gr.

C. gauche. — Les parois sont épaisses, résistantes. Caillots noirs dans l'oreillette, pas de sang dans le ventricule, lorsqu'on l'a ouvert. Pas d'insuffisance aortique ; les valvules présentent quelques plaques athéromateuses, et sont indurées à leur base, sans qu'il semble y avoir de rétrécissement. L'endocarde présente une teinte pâle, laiteuse, quelques petites plaques de même couleur sur les muscles papillaires ; ces plaques ne dépassent pas l'endocarde.

C. droit.— Plaques laiteuses sur l'endocarde du cœur droit, surtout dans l'infundibulum. Les parois sont assez épaisses, résistantes. Une des valvules sigmoïdes pulmonaires présente un épaississement très-considérable.—L'*aorte*, à la partie antérieure de la crosse, offre quelques petites plaques d'athérome, sans induration calcaire; le reste du vaisseau présente des lésions analogues. — *Foie*, globuleux, gorgé de sang. Couleur muscade à la coupe. La surface extérieure est un peu mamelonnée.

Poumons. — Le droit est emphysémateux au sommet; pas la moindre trace de congestion en bas et en arrière. Le gauche est également sain.

Rate. — Très-dure et entourée d'une coque fibro-cartilagineuse. — *Reins*, volumineux, globuleux, de couleur violacée, de consistance ferme. Ils pèsent ensemble 280 gr. La substance tubuleuse est d'un violet presque noir ; la substance corticale est un peu moins foncée.

Estomac. — La muqueuse présente une teinte lie de vin très-foncée, avec un pointillé ecchymotique généralisé. — L'*intestin* grêle examiné par l'extérieur paraît violacé ; la muqueuse est violacée par places, au même degré que l'estomac; dans les autres points, *ecchymoses* de teintes plus faibles. Psorentérie, mucus tenace et teint de bile. La muqueuse du gros intestin présente les mêmes lésions.

Encéphale. — Rien à la *dure-mère.* A la partie postérieure de la convexité des lobes occipitaux des deux hémisphères, on trouve dans l'espace sous-arachnoïdien une *grande quantité* de *sérosité.* Les sillons sont profonds et larges. Les artères de la base ainsi que les sylviennes sont athéromateuses à un degré assez marqué. Pas de thrombose dans l'artère basilaire. A l'œil nu, le *bulbe*, la *protubérance* et le *cervelet* paraissent sains.

Hémisphère droit. — Pas de thrombus dans les sylviennes. Méninges œdémateuses, s'enlevant assez facilement. Couche optique et corps strié parfaitement sains. Même état des méninges de l'*hémisphère gauche*; un peu de sang est mêlé à la sérosité de l'espace sous-arachnoïdien. Pas de thrombose dans les sylviennes, aucune lésion de la profondeur de l'hémisphère.

Ce trois observations sont fort comparables, et c'est à

elles que faisait sans doute allusion M. Charcot, quand il disait (1) : « Je suis bien loin de vouloir nier que le phénomène du pouls lent puisse reconnaître, en effet, pour point de départ une lésion organique du cœur. Mais je dois déclarer que trois fois j'ai observé ce phénomène très-accentué (20, 30 pulsations par minute), à l'état permanent, pendant plusieurs années, chez des vieillards de cet hospice, et que dans ces trois cas, après vérification anatomique attentive, le cœur a été trouvé soit tout à fait sain, soit ne présentant que des altérations véritablement banales, surtout à cette époque de la vie. » Ces trois faits sont intéressants par la grande similitude des particularités qu'ils présentent. L'âge des trois malades est avancé, 72 ans dans les observations VIII et X, et 71 ans dans l'observation IX. Il s'agit de trois femmes ; mais le sexe n'est pas à noter, puisqu'il s'agit de malades de la Salpêtrière : peu d'antécédents semblent avoir prédisposé les malades à ces accès épileptiques, sauf peut-être l'alcoolisme noté dans l'observation VIII. Dans aucune des trois observations, il n'y eut de traumatisme direct de la région cervicale. On remarquera également la longue durée de la maladie : elle datait de 9 ans dans l'observation VIII, de 3 ans dans l'observation IX, de 13 ans, au moins, dans l'observation X. Dans deux des cas, nous notons la mort subite, observations VIII et X ; dans le troisième il y eut un érysipèle bâtard comme ceux qui surviennent chez les vieux cérébraux. Pour ce qui est de la marche même de la maladie, ces trois cas de M. Charcot sont absolument comparables, nous voyons dans tous trois des convulsions épileptiformes et des accidents comateux suivis de vertiges, d'obnubilations, s'accompagner de nausées, parfois d'une sorte d'aura. Le pouls reste en même temps lent, et cela d'une façon permanente, 32 pulsations par minute dans les trois cas. La température était abaissée et la respiration était dimi-

(1) Charcot. *Loc. cit.*, p. 139.

nuée, dans l'observation IX. Dans les trois cas il y eut des souffles cardiaques, paraissant systoliques, de la pointe, ayant par conséquent comme caractère de rappeler celui de l'endocardite, et qui étaient sans doute la manifestation clinique d'un degré d'anémie assez prononcé. Le cœur examiné dans les trois cas ne présentait pas grandes lésions; il était un peu pâle, un peu gras, comme celui de tant de vieillards de cet âge. Les reins paraissaient atteints dans l'observation VIII; et dans les trois cas VIII, IX, X, on note de l'athérome artériel. On voit que ces lésions sont assez vulgaires et que l'on est habitué à les noter presque à chaque autopsie de vieillards, et pourtant des palpitations violentes, une lenteur persistante du pouls, des accidents épileptiformes, venaient constituer un ensemble clinique qu'on ne rencontre guère d'ordinaire chez les vieillards.

Nous devons l'observation suivante à l'obligeance de notre ami M. le Dr Bourneville.

Observation XI (*inédite*).

Pouls lent permanent. — Accès épileptiformes. — Albuminurie. — Urémie. — Température. (Obs. rec. par M. Bourneville).

Vi... Marianne, domestique, âgée de 74 ans, entre dans la section spéciale, dite des épileptiques non aliénées (service de M. Charcot), le 17 septembre 1874. Elle avait été admise au mois de septembre 1868, dans l'une des divisions de l'hospice de la Salpêtrière.

Les antécédents sont peu connus. Elle avoue s'être livrée depuis longtemps à la boisson. Cette habitude aurait été prise à la suite de chagrins occasionnés par la mort du monsieur chez lequel elle était domestique, et qui était son amant. Elle buvait surtout du vin, mais pas d'absinthe ni d'eau-de-vie; ces habitudes ont encore été augmentées par la profession qu'elle a ensuite exercée (Laveuse de linge dans un bateau). Elle a eu huit érysipèles des jambes en deux ans (1867-68). Avant son admission à l'hospice, elle n'aurait jamais eu d'accès; le premier remonterait à un an. Dans sa jeunesse, elle n'a pas eu d'attaques de nerfs. Dans sa famille, personne ne tombait du haut mal. Son père est mort à 80 ans, sa mère à 50 environ, on ne sait de quelle maladie.

On a remarqué, que tous les quinze jours, V... éprouvait des étourdissements lorsqu'elle revenait de Paris. (Ce jour là était son jour de sortie). Depuis le 13 septembre elle a un gonflement œdémateux de la paupière gauche, gonflement attribué à une piqûre de cousin.

17 *septembre.* — On constate un gonflement œdémateux de la pommette droite, de la grosseur d'un œuf de pigeon; gonflement en plaque au niveau du front, au-dessus de l'œil gauche, et gonflement des paupières gauches. — Malaise, soif, embarras gastrique. Prescription. Eau de Sedlitz.

1er *octobre.* — Vi... a été prise de diarrhée le 27 septembre, puis bientôt de vomissements bilieux. Nous constatons à la visite du matin l'état suivant : anorexie, vomissements bilieux, persistants. Pas de coliques, selles naturelles. Douleurs à l'épigastre; langue blanche, foie normal, ventre flasque, souple. — Diminution du son en avant au-dessus de la clavicule droite et au sommet des poumons en arrière. Dans ces mêmes points respiration obscure, pénétration assez difficile de l'air. Toux assez fréquente, habituelle; expectoration assez abondante.

Battements du cœur assez réguliers, mais *très lents*, *44* par minute. Le pouls, faible aux radiales, est à peu près régulier. — Les artères fémorales sont indurées, surtout la droite qui, de plus, est dilatée ainsi que l'iliaque externe. — Quelques ganglions dans les aines.

Femme maigre; peau sèche, parcheminée. — Vieille éruption squameuse sur les deux jambes. Gonflement œdémateux des paupières et des régions malaires, surtout à droite. — Cécité à gauche, atrophie de l'œil depuis dix ans. — Absence complète de dents.

La mémoire est notablement affaiblie, V... sait le jour, non le mois, ni l'année, ni son âge; conversation assez suivie, dit-on cependant, avec les autres malades. Pas d'embarras de la parole. — *Soir*, T. R. 37° 7.

2 *oct. Matin.* — Les urines contiennent une quantité assez grande d'albumine, qui se décèle par la chaleur seule ou par l'acide azotique. La malade a pris le matin 2 gr. d'ipéca. Elle vient encore de vomir. Le cœur bat fort à 78. T. R. 37°.

Soir. T. R. 37°,3. — Lait, un litre; vin de quinquina et potion cordiale.

3 *oct.* — *Matin.* T. R. 37°. P. 60. Elle a vomi beaucoup hier. Elle a pris le matin une bouteille de limonade purgative. Selles abondantes. — *Soir.* T. R. 37°,2.

4 *oct.* — *Matin.* P. 40 compté à la radiale et au cœur pendant

une minute. T. R. 37°,6. Un litre et demi de lait. — *Soir*. T. R. 37°,4.

5 *oct.* — *Matin*. T. R. 37°,7. — *Soir*. T. R. 38°.

6 *oct.* — T. R. 37°,6. Les urines sont claires, presque incolores et ne contiennent plus qu'une très-petite quantité d'albumine. Pouls à 46.

11 *oct.* — T. R. 37°,3.

12 *oct.* — *Matin*. T. R. 37°,1. — *Soir*. T. R. 38°.

13 *oct.* — *Matin*. T. R. 38°. — *Soir*. T. R. 37°,4.

14 *oct.* — *Matin*. T. R. 37°,6. — *Soir*. T. R. 37°.

15 *oct.* — T. R. 37°,1.

16 *oct.* — *Matin*. T. R. 36°,5. — Elle continue le lait. — *Soir*. T. R. 36°,5.

17 *oct.* — *Matin*. P. 56. — T. R. 38°. — Œdème des pommettes. — *Soir*. T. R. 36°,8.

18 *oct.* — T. R. 36°,9. — Urines claires. A peine des traces d'albumine.

20 *oct.* — Rien dans les urines.

1878. — 10 *février*. — Depuis 7 ou 8 jours la malade paraît s'affaiblir. Elle a de la diarrhée. Hier 9 février, la T. R était 38°,1. Aujourd'hui elle est de 38°,2.

8 *mars*. — La diarrhée varie, tantôt elle augmente, tantôt elle diminue. Vi... ne prend plus que du bouillon ; quelquefois un œuf. Vin de quinquina, potion cordiale. Pas d'accès depuis qu'elle est revenue à l'infirmerie (8 *février*).

13 *mars*. P. 50. — 14 *mars*. P. 56.

15 *mars*. — P. 60. La malade est devenue très-maigre. La figure est d'une teinte jaune paille. La peau est sèche, ridée sur tout le corps, écailleuse ; — sur les avant-bras, les bras, les jambes surtout on voit des squames furfuracées ; — coloration violacée de certaines parties du corps ; elle est encore plus marquée sur les pieds (corps, durillons, etc.).

Le ventre est partout sonore. Au *palper*, on sent immédiatement au-dessous de l'ombilic une *masse dure*, allongée, placée transversalement dans la direction du pancréas, mais peut-être dans une situation inférieure. A ce niveau, le palper est douloureux. Est-ce une portion de l'intestin, des ganglions ou le pancréas? — La diarrhée persiste, selles noires.

4 *avril*. — La masse abdominale dont nous avons parlé, est le siége de battements artériels, qui se perçoivent au centre (répondant à l'aorte) et sur les côtés avec une égale intensité. La diarrhée augmente ; matières noires ou verdâtres infectes ; pas de matières ressemblant à de la graisse. — Pas d'eschares. — La malade ne se lève plus, elle devient gâteuse.

20	avril	Matin 38°,1	Soir 38°,0
21	»	38°,0	38°,2
22	»	38°,3	38°,0
23	»	38°,0	38°,0
24	»	38°,0	38°,2
25	»	38°,0	38°,0
26	»	38°,0	38°,0
27	»	38°,0	38°,0
28	»	37°,5	37°,5
29	»	37°,6	38°,0
30	»	37°,2	37°,5

8, 9 et 10 *mai*. — 38° matin et soir.

11 *mai*. — Vi... ne prend plus que du bouillon, du vin de quinquina, du Bagnols, du café, une potion cordiale ; quelquefois du lait en petite quantité. — Elle tousse un peu ; légère expectoration. — Langue humide. — Ne vomit pas. — La diarrhée persiste ; — odeur très-forte, pénétrante ; couleur noire ; — selles et urines involontaires. — Rien au siége, sauf un peu de rougeur.

Affaiblissement de plus en plus marqué. L'amaigrissement est encore plus accentué. Coloration blanche, cireuse, de la peau qui forme des plis nombreux, pendants. — Plusieurs ecchymoses violacées sur les avant-bras. Coloration violacée des pieds qui sont un peu œdématiés. L'œdème de la main gauche, qui avait paru la veille, a disparu ce matin. — La malade est devenue tout à fait sourde ; elle reconnaît cependant les personnes et parle un peu. — Le 8 mai, il était survenu un peu de sub-delirium, qui a cessé. Même état de la masse abdominale ; même battement.

26 *mai*. — Vi... va toujours en s'affaiblissant. — Infiltration œdémateuse des bras, des avant-bras, des mains, des pieds, etc. — A l'auscultation, battements distincts de la tumeur ; au niveau de l'ombilic, battements avec souffle. La tumeur remonte à gauche, en arrière et au-dessous de l'estomac. Le pouls, compté pendant l'auscultation, est à 48. (24 en 30 secondes.) T. V. 34°,4.

Mort quelques heures après. T. R. 34°,4. — Une heure plus tard : 34°,4.

Autopsie, le 28, à 10 heures et demie. — Suffusion sanguine considérable au niveau des 2 régions pariétales sur l'*arachnoïde* ; par places, vraies ecchymoses. — Os du crâne normaux en dureté, minces. — Rien de particulier à la voûte du crâne. — *Encéphale* : Poids 1150 gr. — Pâle. — Infiltration du liquide céphalo-rachidien dans les espaces sous-arachnoïdiens. — Le cerveau est mou, s'étale. — Pas d'exagération du liquide céphalo-rachidien. — *Artères* de la base : Les artères vertébrales sont très athéromateuses ; — la terminaison des carotides l'est également. — Nombreuses taches athéromateuses sur les sylviennes et les cérébrales antérieures. — *Cervelet et isthme* : Poids 135 gr. — Dans l'enlèvement du cerveau, les pédoncules cérébraux se sont déchirés. — *Hémisphère gauche.* — Les circonvolutions sont comme lavées ; — la première se détache assez facilement. Petit foyer ocreux de 2 cent. de long sur 4 millim. de largeur du côté du lobe occipital, sillon du pli courbe, intéressant la substance grise. — *Hémisphère droit* : Pèse 10 gr. de moins que l'autre. Au niveau du lobe occipital existe un foyer de ramolissement qui a détruit toute la couche superficielle et laisse la paroi du ventricule à nu.

Poumons. — Pas d'ecchymoses sous-pleurales. *Gauche.* Congestion et œdème à la partie postérieure. *Droit* : Congestion et œdème occupant tout le lobe inférieur, plus marqué que de l'autre côté.

Foie. — Poids : 900 gr. Décoloré, un peu jaunâtre. Friable. Un peu gros. Vésicule assez distendue; pas de calculs biliaires.

Rate assez ferme. Poids : 140 gr. Pas de périsplénite.

Reins. — *Droit.* Poids : 90 gr. Grenu ; kystique ; tunique épaissie. La substance corticale a presque disparu ; les pyramides sont très-confuses. Il existe un amas graisseux, du volume d'une noisette, qui occupe la place d'un ancien kyste. *Gauche.* Poids : 30 gr. Tout petit. Surface très grenue. Calices et bassinet relativement larges. — Substance corticale disparue. — Pyramides très-réduites.

Cœur. — Poids : 350 gr. Tissu coloré, assez friable. Ventricule gauche dilaté ; parois épaissies. Valvules saines. Pas de surcharge graisseuse. Les oreillettes sont très-dilatées. Il en est de même pour la crosse de l'aorte. L'*aorte* thoracique présente de nombreuses plaques athéromateuses et quelques plaques calcaires.

Œsophage. — Rien.

Estomac. — Infiltration de la muqueuse, surtout sur la grande tubérosité.

Injection très-prononcée du *duodenum*. L'injection se continue au même degré sur tout l'intestin, sur une longueur d'environ trois mètres. 1 m. 50 au-dessus du cœcum, les arborisations reparaissent sans trace d'ulcération. — *Cæcum* : rien. — Quelques arborisations sur la muqueuse du gros intestin, disposées par plaques de 12 à 15 centimètres. Au niveau de l'*S* iliaque, sur une longueur de 15 cent., les tuniques sont ratatinées, et l'intestin présente en ce point des bosselures nombreuses.

Cette observation se rapproche des trois précédentes. Il s'agit encore d'une femme âgée, chez laquelle on trouve des habitudes alcooliques et qui paraît avoir été sujette à des érysipèles fréquents; point à noter quand il s'agit de discuter l'existence d'une lésion cardiaque ; plusieurs des accès paraissent être survenus sous l'influence de l'ivresse. La durée des accidents est longue, 7 ans, comme dans l'observation I. La mort survint par une cachexie progressive qu'aggravaient des érysipèles récidivants. Cette malade était manifestement épileptique, et était enfermée comme telle dans une des sections spéciales de la Salpêtrière : le pouls était à 44, la température entre 34° et 37°.

L'autopsie n'indique qu'une certaine petitesse du cœur, dont le tissu est friable, *sans être gras*; il y a de la néphrite, et un ramollissement latent du lobe occipital droit ayant peut-être déterminé la cécité.

L'intéressante observation suivante a été communiquée à la Société de Biologie par M. Cornil.

Observation XII.

Ralentissement considérable du pouls; — *Anémie, inappétence et vomissements*; — *Mode particulier de la respiration*; — *Syncopes et accidents convulsifs.* (Cornil, *Société de Biologie*, mai 1875.)

F..., âgé de 75 ans, pensionnaire à l'asile créé par M. Chardon Lagache, entre à l'infirmerie le 23 mai 1875.

F... a été bien portant toute sa vie, sauf de violentes migraines qui ont disparu depuis une vingtaine d'années. Il a exercé longtemps la profession de marchand de vins, mais sans cesser d'être sobre, ainsi que l'affirme sa femme. Il n'a jamais eu d'accès d'épilepsie, ni de folie, ni de bizarreries de caractère. Jamais de rhumatismes ni de tremblements.

A la fin de l'année 1871, sa respiration a commencé à être gênée, et il a été atteint pendant cet hiver et les hivers suivants de catarrhe pulmonaire avec emphysème. L'été amenait une amélioration et sa santé générale devenait meilleure. Depuis cinq semaines F... a perdu son appétit et il vomit fréquemment. Depuis dix jours environ, les signes de catarrhe bronchique et l'oppression se sont aggravés. La respiration est devenue très-pénible et le moindre effort amène une dyspnée assez grande. A ce moment, il n'y avait pas d'œdème aux extrémités inférieures, et le visage n'avait nullement l'aspect cyanosique ; il était au contraire pâle et amaigri. Le pouls était très-lent ; il battait de 28 à 30 fois par minute, mais les pulsations étaient bien frappées, assez fortes et régulières ; les battements du cœur, isochrones à ceux du pouls, ne présentaient pas de bruits anormaux. Cette oppression et ce ralentissement du pouls se sont aggravés jusqu'à l'entrée du malade à l'infirmerie.

Le 24 *mai*, à la visite du matin, le visage est pâle, amaigri, le pouls bat 14 fois par minute ; les battements sont réguliers, excepté au moment des syncopes que présente le malade. Il est très-affaissé et sujet à des syncopes incomplètes qui se répètent très-fréquemment ; quand on tient le pouls sous le doigt, on sent à un moment donné qu'il cesse de battre ; alors les membres supérieurs sont agités par un tremblement peu étendu, le visage pâlit légèrement, et les lèvres serrées sont aussi en proie à des mouvements convulsifs qui font grimacer le visage ; pendant ce temps le malade se remue dans son lit, se dresse sur son séant comme pour chercher de l'air, puis après un temps variable qui ne dépasse guère 20 à 30 secondes, on perçoit de nouveau une pulsation assez forte, les symptômes précédents disparaissent et le malade revient à lui.

Le nombre de ces accès est très-grand ; ils se répètent plusieurs fois par heure, avec plus ou moins d'intensité, et quelquefois durent plus d'une minute. La poitrine est globuleuse, les creux sous-claviculaires sont effacés.

Le cœur bat régulièrement ; les pulsations sont faibles, isochrones au pouls. Le pouls, tenu sous le doigt pendant qu'on ausculte le cœur, ne présente, pas plus que le cœur, de battements incomplets ni de pulsations avortées, ni de frémissement perceptible dans l'intervalle des lentes pulsations. Le premier et le second bruits sont normaux, sans souffle, seulement un peu sourds, ce que nous attribuons à l'emphysème. La matité du cœur est petite.

La sonorité du thorax est très-grande en avant comme en arrière : en avant et à droite le poumon descend assez bas et refoule le foie, dont le bord est perceptible au-dessous des fausses côtes. L'auscultation du poumon fait entendre en avant, de l'inspiration prolongée, un peu sifflante, et, en arrière, aux bases, des râles de déplissement. Quinze inspirations par minute.

Le ventre est tendu, un peu résistant, sans qu'il y ait de tumeurs sensibles à la palpation. Le malade vomit tout ce qu'on lui donne quelque temps après le repas. Il n'y a ni constipation ni diarrhée. — Les fonctions urinaires se font bien : l'urine rendue en petite quantité donne un léger nuage par l'addition d'acide azotique. Ce réactif lui communique à la longue une coloration bleuâtre. On note des traces d'œdème mou au-dessus des chevilles. Les artères, la crurale et l'humérale sont petites et un peu dures. Les battements y sont très-nets et bien frappés.

Les veines jugulaires sont gonflées et saillantes sous la peau.

T. A. 37°. — On prescrit des bouillons, des œufs, de la viande crue, des soupes, du vin et des grogs. — Soir : P. 18.

25 *mai*. — L'état général est un peu meilleur. P. 22. R. 18. T. A. 36°,5. Les syncopes sont moins fréquentes et durent moins longtemps. Le malade vomit un quart d'heure ou une demi-heure après son repas. Il a été très-agité pendant la nuit.

26 *mai*. — Le malade a été pris pendant la visite du matin de syncopes pendant lesquelles on peut étudier ce qui se passe du côté de la respiration.

Les inspirations deviennent, à un moment donné, de plus en plus pénibles ; il y a du tirage : l'inspiration se fait par le jeu des muscles supérieurs de la région du cou. Les sterno-mastoïdiens sont saillants, de telle sorte que le larynx paraît enfoncé. Alors, le cœur s'arrêtant pendant quelques secondes, le malade a son accès, se lève sur son séant, son bras et ses lèvres tremblent, le pouls, la respiration s'arrêtent, les yeux se ferment. Lorsque, deux ou trois secondes après, il revient à lui et qu'il est couché, la respiration devient calme, facile, lente et diaphragmatique.

Dans certains accès le malade croit s'endormir ; il ne souffre pas et, quand il revient à lui, il semble qu'il s'éveille ; il a perdu la notion de ce qui se passait autour de lui, mais il conserve parfaitement le souvenir de l'état où il se trouvait avant son accès ; le nombre des accès a été très-fréquent pendant la soirée. Les pulsations cardiaques ne sont pas exactement isochrones avec celles de la radiale, il y a un retard notable. De plus, on perçoit des dédoublements du second temps du cœur et, parfois même, des pulsations avortées qui ne sont pas sensibles au pouls.

Le pouls donne 22 battements par minute.

27 *mai*. — P. 22; R. 18. Mêmes accidents que la veille. La nuit est très-agitée ; on a été obligé pendant la nuit de maintenir le malade, qui voulait se lever et s'en aller. Le matin,

il est devenu cyanosé et les extrémités se sont refroidies. Il meurt à 8 heures du matin le 28 mai.

AUTOPSIE faite le 29 mai à 9 heures. — Les *côtes* sont friables et les supérieures se laissent plier sans se rompre ; le sommet des deux *poumons* présente un épaississement fibreux de la plèvre viscérale avec une induration ardoisée du poumon, dans un espace limité à l'altération pleurale. Les sommets et les bords libres des poumons sont emphysémateux. Les parties déclives sont œdémateuses et congestionnées.

Le *cœur* est de volume normal. La graisse sous-péricardique est très-peu abondante : dans le tissu cellulaire de la couche profonde du tissu conjonctif du péricarde ventriculaire, on voit trois petites ecchymoses rouges, miliaires. Une plaque pseudo-membraneuse de 2 à 3 centimètres de diamètre existe sur le péricarde pariétal, au niveau des oreillettes ; des filaments fibreux grêles unissent le péricarde pariétal avec l'aorte et cette artère avec l'artère pulmonaire. Sur l'oreillette droite on remarque de petites végétations blanchâtres, fibreuses, sessiles ou filamenteuses, à peine visibles à l'œil nu.

Les orifices du cœur gauche et du cœur droit sont normaux comme fonctionnement ; il n'y a ni rétrécissement ni insuffisance des orifices artériels et auriculo-ventriculaires. L'aorte est très-légèrement athéromateuse au niveau de la crosse et de l'origine des artères carotide primitive, sous-clavière et brachio-céphalique ; l'athérome consiste en plaques lenticulaires jaunâtres non ulcérées. De même, on note à l'origine des artères coronaires, un léger épaississement de l'aorte, mais il n'y a pas de rétrécissement notable de ces orifices et, dans leur trajet ultérieur, les artères coronaires ne sont pas altérées. La valve de la valvule mitrale, qui confine aux valvules aortiques, est le siége de plaques jaunâtres. La valvule mitrale est à peu de chose près normale, cependant son bord libre est un peu épaissi, sans qu'il y ait de végétation ni d'indurations. Il en est de même de la valvule tricuspide. Les valvules aortiques et pulmonaires sont normales. La paroi du ventricule gauche est normale, comme épaisseur ; celle du ventricule droit est un peu hypertrophiée, mais la pointe est formée uniquement par le ventricule gauche.

En somme, le cœur, examiné avec soin, à l'œil nu, est à peu près normal, et les lésions minimes qu'il présente ne peuvent expliquer le trouble de sa fonction. Mais l'examen microscopique montra une dégénérescence graisseuse très-prononcée de ses fibres musculaires.

La cavité péritonéale contient un liquide séreux qu'on peut estimer à deux litres. — Le *foie* est petit, ses lobules sont

4

également petits; il est de couleur jaune-brun et de consistance normale.

La *rate* est grosse; sa surface est irrégulière, sa capsule est épaisse et dure, surtout au niveau d'une large plaque calcifiée, de 4 à 5 centimètres de diamètre. La section de cet organe montre une surface rouge, un parenchyme distendu par le sang, mais non induré.

L'*estomac* est revenu sur lui-même, sa muqueuse est rouge; le pylore est contracté, mais sans induration. — L'*intestin* grêle et le gros intestin sont partout étroits et revenus sur eux-mêmes. L'S iliaque, par exemple, est plus petit que le petit doigt. La muqueuse de l'intestin grêle est partout très-rouge; elle présente en un point un petit abcès sous-muqueux aplati, contenant du pus épais, caséeux, de 8 millimètres de diamètre. Dans le cœcum et le colon ascendant, on trouve cinq petits polypes muqueux, saillants, de la grosseur d'un petit pois.

Le *pancréas* est petit, et il paraît presque complétement transformé en tissu cellulo-adipeux. — Les *reins* sont petits, à surface lisse, à capsule non adhérente, et ils contiennent, le gauche surtout, plusieurs kystes urinaires.

La *dure-mère* est très-adhérente à la calotte crânienne. Les *artères* de la base sont un peu épaisses, surtout la sylvienne gauche; il n'y a pas de méningite à la base, ni rien de notable à la surface de l'encéphale. La substance nerveuse est amincie; le cerveau, le cervelet et le bulbe, examinés sur des sections très-rapprochées, ne présentent aucune lésion visible à l'œil nu.

On voit qu'il s'agit encore d'un vieillard, mort d'un accès syncopal, après avoir présenté une dyspnée tout à fait spéciale, de la lenteur du pouls, un certain abaissement de la température et rien autre au cœur que quelques pulsations avortées: tout ce que l'on trouve à l'autopsie, c'est de l'athérome et une dégénérescence graisseuse du cœur.

M. Malassez, à propos du cas de M. Cornil, a lu, également à la *Société de Biologie*, l'observation suivante:

Observation XIII.

Pouls lent; — accès fréquents avec perte de connaissance.
(Malassez, Soc. de *Biologie*, 5 juin 1875).

Un homme, âgé de 34 ans, entre à l'hôpital Beaujon, le 7 janvier 1870, dans le service de M. Moutard-Martin (salle Saint-François, nº 28), pour se faire soigner de pertes de connaissance qui lui rendaient son travail impossible.

Ces pertes de connaissance, ne sont précédées d'aucun symptôme prémonitoire. Subitement, on voit la face du malade pâlir et les yeux devenir fixes d'abord, puis se porter en haut et un peu en dedans, pendant que la tête se renverse légèrement en arrière. La respiration s'arrête, en inspiration, et le pouls disparaît complétement; cependant, à l'auscultation, on reconnaît que le cœur bat encore, mais très-faiblement. Cela ne dure que quelques secondes, au bout desquelles le malade se met à respirer largement; alors le pouls réapparaît, la face devient rouge pourpre, les yeux s'injectent et, tout hagards, se portent de côtés et d'autres. Enfin, la rougeur cesse, le malade s'essuie le front tout en sueur, l'accès est fini. La durée de ces accès est très-variable; les plus longs ne dépassent pas une minute; les périodes de pâleur et de rougeur ont une durée sensiblement égale.

Les sensations qu'accuse le malade sont, au moment où survient l'accès, une oppression considérable au niveau de la région épigastrique, comme si on y plaçait un poids considérable; puis il sent, dit-il, son cœur s'arrêter, il lui semble qu'il va mourir; c'est alors qu'il perd connaissance. Quand il commence à revenir à lui, son corps lui parait tout en feu, il ne sait où il est; cela dure peu, la chaleur disparaît bientôt en même temps qu'il reprend sa connaissance complète. L'accès passé, il n'éprouve aucun malaise: ni fatigue, ni mal de tête; il a seulement remarqué que son pouls était très-ralenti.

Ces accès ont débuté il y a trois mois. Lorsqu'il fut pris du premier, il venait de déjeuner et faisait un certain effort pour mettre ses bottes. Cet accès fut suivi dans la journée de deux autres semblables, qui survinrent sans cause apparente; il s'était mis au lit. Le lendemain tout avait disparu, et il put reprendre ses occupations habituelles. Cependant, après chaque repas, il éprouvait de légers malaises.

Quinze jours après ces premiers accidents, également à la suite d'un repas, mais ne faisant cette fois aucun effort (il se promenait tranquillement), il fut pris d'une nouvelle perte de connaissance, laquelle fut suivie dans la journée de quatre ou cinq autres. Puis, comme la première fois, les accidents disparurent le lendemain, ne laissant après eux que de légers malaises à la suite des repas.

Cela dura huit jours, au bout desquels survint une troisième attaque, suivie à son tour d'une troisième période de santé; puis arriva une quatrième attaque, et ainsi de suite... Les pertes de connaissance apparaissaient toujours peu de temps après un repas, le plus souvent lorsque le malade se baissait ou faisait quelque effort. Mais à chaque nouvelle attaque, ces pertes de connaissance devenaient de plus en plus nombreuses et les périodes de santé de plus en plus courtes; si bien que maintenant il en éprouve presque tous les jours et, dans la crainte de les rendre plus fréquentes ou plus intenses, il n'ose manger et ne se nourrit que de bouillon.

Examen du malade. Le malade est grand, bien constitué, mais pâle et amaigri, par suite sans doute de la diète à laquelle il s'est soumis. L'examen du tube digestif ne révèle rien d'anormal; le foie seulement est un peu volumineux. L'appétit est bon et les digestions, malgré les accès, se font parfaitement.

Les poumons sont également en parfait état; la respiration a son rhythme normal; le murmure respiratoire est peut-être un peu faible et la sonorité un peu exagérée; le malade ne tousse jamais.

La poitrine présente une légère voussure à la région cardiaque; on ne voit point la pointe du cœur battre. Les battements du cœur se perçoivent mal à la palpation; le choc de la pointe se distingue difficilement; il semble que le choc se fasse par toute la face antérieure du cœur. La matité absolue est très-peu étendue; la matité relative ou profonde est assez considérable: elle déborde le bord droit du sternum de 2 centimètres et demi, et la pointe se trouve dans le sixième espace intercostal, un peu en dehors de la ligne du mamelon. Les bruits du cœur sont un peu sourds et d'une remarquable lenteur. Le pouls bat de 24 à 44 fois par minute; on ne perçoit pas de battements cardiaques, se produisant entre les pulsations artérielles; le nombre de ces pulsations donne donc bien le nombre des contractions du cœur. Le pouls est brusque, petit, dépressible; les tracés sphygmographiques présentent une ligne d'ascension presque verticale et une ligne de descente graduellement descendante et presque rectiligne; on y distingue seulement, tout à fait à sa partie supérieure, trois légères ondulations qui disparaissent presque complétement lorsque les battements sont lents.

Il n'existe pas d'œdème malléolaire.

Ce malade est d'un caractère très-impressionnable ; il est

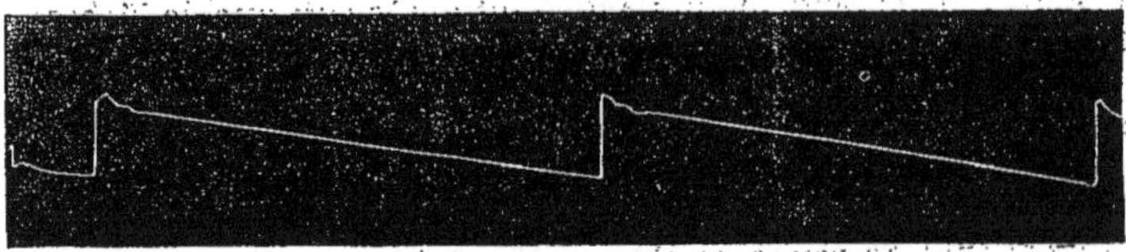

Fig. 5. — Pris après un accès, 24 pulsations à la minute.

sujet à des insommies fréquentes, et, quand il rêve, à des cauchemars très-pénibles : il lui semble toujours qu'il se meurt, qu'il est écrasé, qu'il se noie.

Antécédents. Les parents, père et mère, frère et sœur, sont

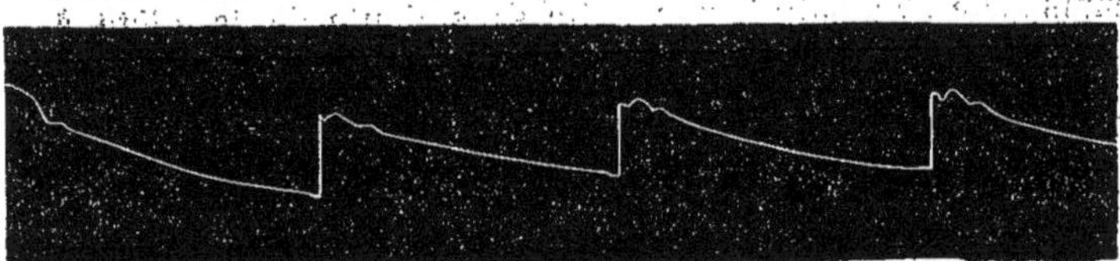

Fig. 6. — Pris dans l'intervalle de deux accès, pression faible.

d'excellente santé, mais très-nerveux, dit-il ; aucun d'eux n'a présenté d'analogie à ce qu'il éprouve. Son enfance et sa jeunesse se sont passées à la campagne ; il travaillait à la terre ;

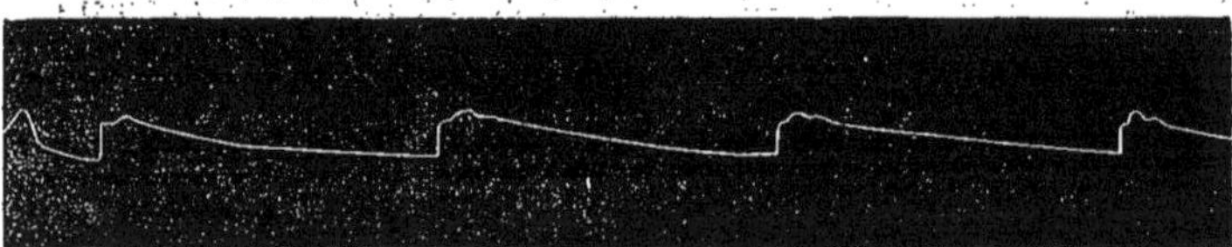

Fig. 7. — Pris en même temps que le précédent, pression forte.

il est ensuite devenu soldat, et a fait la campagne d'Italie ; il est maintenant sergent de ville auxiliaire. Il affirme avoir été avoir toujours eu une vie très-régulière, n'avoir jamais fait d'excès de boisson ou de femme ; il fume très-peu. Ses occupations habituelles le forcent à passer une nuit sur deux dans les postes de police. Il n'a jamais été malade : ni rhumatisme, ni fièvre, ni vérole...

Au début de sa maladie actuelle, il s'est fait soigner par le Dr Larcher fils, qui lui a fait prendre des alcalins ; il en a éprouvé tout d'abord une véritable amélioration, puis les accidents ont reparu et ont continué leur marche progressive.

A l'hôpital Beaujon, M. Moutard-Martin le soumit au bromure de potassium, 2 grammes d'abord, puis 4, puis 6 par jour. Sous l'influence de ce traitement, les accès sont devenus moins fréquents, moins intenses et de moins longue durée. Des bouillons qu'il pouvait seuls supporter, il est passé aux potages et des potages à un degré de nourriture. Cette amélioration se produisit vers la fin de janvier, et c'est alors que le malade quitta l'hôpital.

M. Malassez ne sait pas ce qu'il est devenu.

L'observation de M. Malassez est intéressante à plus d'un titre : tout d'abord il s'agit d'un homme beaucoup plus jeune que les malades précédents, puisqu'il n'a que 34 ans; puis, les accidents pourraient peut-être reconnaître comme cause, les veilles prolongées auxquelles était astreint cet homme, par sa profession de sergent de ville. Ce malade présente ensuite, réduits à leur plus simple expression, les symptômes que nous cherchons à décrire dans ce travail. Il a des évanouissements suivis d'une période soporeuse et d'inconscience, un pouls ralenti entre 24 et 44 pulsations et ne présente pas de souffle au cœur. Il s'agit donc bien là de manifestations pathologiques du système nerveux et non de lésions de l'appareil de la circulation : du reste la guérison obtenue par l'emploi du bromure à haute dose indique bien qu'il ne s'agissait pas là de dégénérescence graisseuse du cœur contre laquelle pareille médication n'eût été d'aucun secours.

M. Handfield Jones a signalé dans une clinique faite à l'hôpital Sainte-Marie de Londres, deux observations intéressantes relatives au pouls lent.

Observation XIV.

Cas d'abaissement du pouls avec attaques épileptiformes ; par Handfield-Jones (Clinique insérée dans *the Lancet*, décembre 1876).

J, O....., 62 ans, boutiquier, admis à l'hôpital le 30 septembre 1876. Taille assez petite, épaules larges, chevelure grise très-abondante. Il a vécu 16 ans à Londres. Constitution forte et robuste jusqu'à ces six dernières années. Sa première attaque date de six mois ; depuis cette époque elles se renouvellent chaque mois, et quelquefois trois fois par jour. C'est surtout lorsqu'il est excité qu'elles ont plus de tendances à se produire. Le malade est souvent tombé dans la rue, dans un état d'insensibilité complète, et demeuré trois ou quatre heures sans connaissance. Il ne tombe pas subitement, il est prévenu quelques secondes d'avance par un fort vertige. Très-souvent il a froid, et ce froid remonte jusqu'aux hanches. Il y a un an il avait encore les mains et les pieds chauds, mais depuis lors il les a souvent froids et engourdis. En juillet dernier, pendant les fortes chaleurs, il était obligé de se lever la nuit pour mettre des bas de laine. Cependant il est généralement mieux pendant l'hiver que pendant l'été. Il transpire en été, mais peu.

T. 35°,1 à 2 heures de l'après-midi; pouls assez fort, de 33 à 39. Urines pâles, sans albumine, d'une densité spécifique de 1010. Il urine lentement et goutte à goutte ; du moins en a-t-il été ainsi pendant longtemps. Il est sujet à des vertiges s'il n'urine pas aussitôt qu'il en sent le besoin. Il n'a jamais eu de fièvre rhumatismale. La pointe du cœur bat juste au-dessous du mamelon ; on ne sent point d'impulsion ailleurs ; pas de lenteur anormale ; le second bruit très accentué à la pointe et au milieu du sternum; le premier assez court et faible; pas de murmure. Quelques symptômes de catarrhe des bronches, mais très-légers.

Diète simple, côtelettes et laitages. Dix minimes d'une solution d'hyperchlorure de fer et dix minimes d'esprit de chloroforme dans une once d'eau et la moitié d'un grain d'extrait de belladone en une pilule, à prendre trois fois par jour.

3 *octobre.* Pouls suspendu par une pression de 170 grammes sur le poignet droit. — 5 *oct.* P. 28. T. 37. Mieux. Quatre pilules par jour, on suspend le fer. — 9 *oct.* Sueurs froides.

Grande envie de dormir pendant le jour, principalement après les repas. On suspend la belladone. Un litre de fort café à prendre dans la journée. — 11 *oct.* Le malade prend son café avec plaisir ; il semble mieux. P. 33. Les deux disques parfaitement visibles. Artères non visibles. On ne voit que les veines sombres. T. 36°,6. — 13 *oct.* Le mieux se continue. R. 20. P. 33. Après avoir descendu et remonté les escaliers, il ressent un malaise et déclare qu'il n'aurait pu aller plus loin. R, 36 ; P, 45 à son retour. Dix grains d'ammonio-citrate de

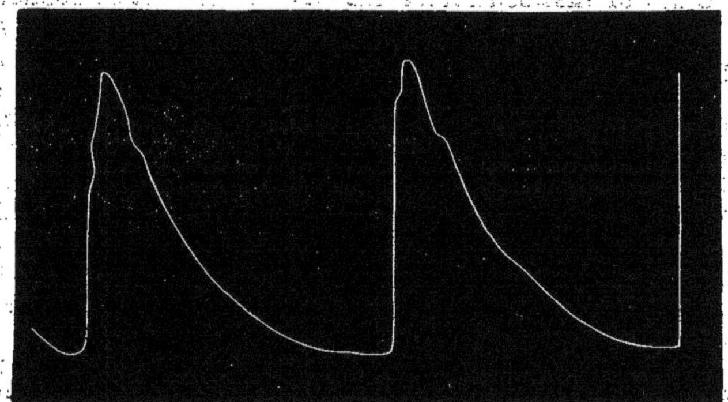

Fig. 8. — J. O. 4 octobre 1876. 30 pulsations à la minute.

fer, quatre grains de carbonate d'ammoniaque, dix minimes de teinture de noix vomique et dix minimes de teinture de columbo dans une once d'eau, à prendre trois fois par jour. — 16 *oct.* Le malade se sent mieux. Une rapide promenade de 20 mètres sur un plancher nivelé n'amène aucun murmure, seulement une irrégularité dans le rhythme du cœur. — 17 *oct.* T. 38°,3 ; P. 48. Peau chaude ; perte de l'appétit. Il semble affecté par l'épidémie de grippe qui règne. — 18 *oct.* P. 44 ; T. 37°. Le mieux est de plus en plus sensible, mais l'appétit ne revient pas. Le malade aime beaucoup à prendre son café, qui, dit-il, le réchauffe jusqu'à l'extrémité des orteils. Le premier bruit du cœur devient meilleur ; pas d'autres changements. Pouls du bras gauche suspendu par une pression de 205 grammes. Les artères temporales ne sont point pleines. Il sort de l'hôpital sur sa demande le 24 *octobre*.

Tableau du Pouls et de la Respiration.

	TEMPÉRATURE	POULS.	RESPIRATION.	OBSERVATIONS.
30 septembre.	35° 1	33	—	—
3 octobre...	35° 5	33	13	—
4 — ...	35° 8	30	15	—
5 — ...	36° 9	28	15	On cesse le fer.
6 — ...	36° 3	28	15	—
7 — ...	36° »	32	—	—
9 — ...	36° 1	34	—	On cesse la belladone.
11 — ...	36° 6	33	—	
13 — ...	—	33	20	Avant l'exercice.
id. — ...	—	45	36	Après l'exercice.
17 — ...	38° 3	48	—	—
18 — ...	36° 9	44	—	—

J. O..... fut reçu de nouveau à l'hôpital le 24 *novembre*. Il raconta que après avoir quitté l'hôpital il avait ressenti beaucoup de fatigue et d'anxiété et que, depuis quatre jours, les attaques avaient reparu. Il en eut six la veille et demeura insensible de dix à trente minutes après chacune. Pouls 36, ferme, régulier, et d'une bonne force. Artère radiale droite comprimée à 330 grammes. Température 36°. Une attaque eut lieu presque immédiatement après son admission. Il fut atteint soudainement, devint inconscient et ses membres se raidirent. Il étreignait avec force les deux côtés du lit; la face n'était pas pâle; le pouls n'était pas arrêté, ou, si cela eut lieu, ce dût être pendant un temps très-court; la respiration devint pressée et bruyante. Il revint promptement à lui. Diète simple; du fort café deux fois par jour; du bœuf, du thé et du lait. A prendre vingt grains de bromure de potassium, vingt minimes d'esprit composé d'ammoniaque et une once d'eau camphrée, trois fois par jour. — 2 *décembre*. Température à 10 heures du matin 35°,4; à 2 heures après-midi 36°,4. — 4 *décembre*. Pouls 38; température 36°. L'urine ne contient pas de sucre, normale. Il se sent faible, cependant il peut tenir à bout de chaque bras un poids de 8 livres. — 6 *dé-*

cembre. Il déclara avoir manqué d'avoir une attaque la veille au soir, juste après s'être mis au lit. Il avait eu un étourdissement et était sur le point de devenir inconscient, lorsqu'il eut l'idée de mettre les couvertures sur sa figure; l'étourdissement disparut dans moins d'une demi-minute. L'action de se baisser lui donne des étourdissements et il affirme qu'il a eu plusieurs attaques après s'être baissé pour ramasser des objets. L'action de lever la tête pour regarder en haut lui donne aussi des étourdissements. Le bromure de potassium a donné de bons résultats; sa figure dénote un grand mieux. Il quitta l'hôpital le 8 *décembre*. Il était alors tout à fait évident que les attaques étaient véritablement épileptiques et de la variété dite petit-mal. Les faits mentionnés en dernier lieu indiquent que la nutrition du tissu cérébral était instable et facilement dérangée par l'augmentation ou la diminution de la pression du sang intra-crânienne.

Observation XV.

Abaissement du pouls; — attaques d'épilepsie et peut-être syncopes; — bruits du cœur faibles; — pouls assez faible. (Handfield Jones, *the Lancet*, décembre 1876.)

A. S..., Française, âgée de soixante-cinq ans, admise à l'hôpital, le 10 septembre 1871. Elle raconte qu'elle a été très-malheureuse. Elle a eu trois évanouissements dans la matinée. Pouls 36, très particulier ; au bout de quelques secondes on entend un battement distinct suivi d'un autre plus faible, puis, une pause. Bruit du cœur faible et distant ; les contractions du cœur correspondent au pouls. Elle se sent très-faible, appétit excellent. Pas de bruit à la base, ou à l'extrémité du cœur. Pas d'enflure des jambes. Elle avait des tressaillements pendant que j'examinais sa poitrine, et pendant quelques secondes elle paraissait inconsciente; son visage n'était point pâle. Elle a une contusion sur la paupière gauche provenant d'une chute qu'elle a faite dans la journée. A prendre ; ammonio-citrate de fer, huit grains; carbonate d'ammoniaque quatre grains ; teinture de colombo dix minimes; dans une once d'eau trois fois par jour. Vin, six onces. — 21 *septembre*. Faim vorace; mieux très-prononcé; urines copieuses, pâles; densité spécifique 1007. Pouls 30, avec trois ou quatre faibles battements après quelques-uns plus forts. Lèvres d'une bonne couleur, elle prend son vin avec beaucoup de plaisir. A prendre deux litres de lait et du pudding. —

28 *septembre* mieux. Le pouls donne 28 battements distincts et quatre ou cinq plus légers survenant dans une minute. 5 *octobre*, pouls à peu près le même, sauf que les battements légers sont deux fois plus nombreux que précédemment. 13 *octobre*, même état. Pouls 23 avec quelques faibles battements. Artère radiale gauche comprimée par une pression de 300 grammes. 16 *octobre*, l'avant-veille, la malade a eu une attaque, elle est demeurée inconsciente pendant environ dix minutes avec de l'écume aux lèvres. Pouls 42 aujourd'hui. 23 *octobre*, nouvelle attaque la veille ; sans connaissance pendant une minute et demie ; pas de convulsions ; écume à la

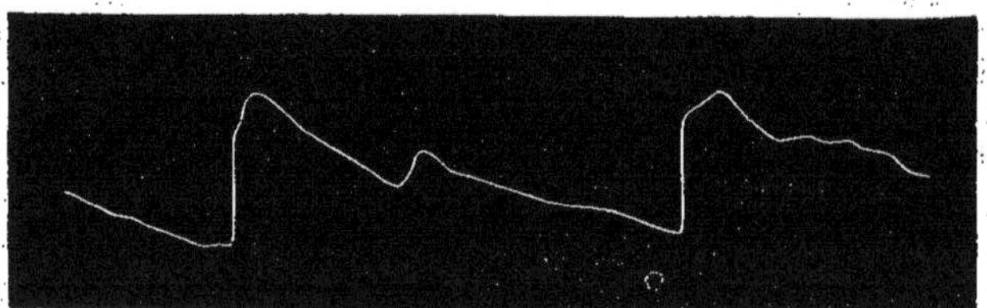

Fig. 9. — A. S. 25 octobre 1871. 33 pulsations à la minute.

bouche, face bleuâtre; tressaillements des paupières. Elle reprit connaissance tout d'un coup sans aucune somnolence transitoire. Elle a eu, dans la matinée deux ou trois évanouissements hystériques. 1er *novembre*, elle se plaint d'être très-faible ; trois faiblesses dans la matinée. Pouls 33. Les tracés exigent une forte pression 114 ou 164 grammes. Envoyée à Walton ; bientôt après, elle est revenue après un court séjour et demandant une nouvelle admission qui lui a été refusée. Elle s'est emportée à la suite de ce refus, et il a fallu employer la force pour la mettre dans un cab.

Il s'agit encore, dans ces cas, de deux vieillards, chez lesquels la lenteur du pouls et la fréquence des accidents épileptiformes constituaient les seuls symptômes à l'exclusion de toute manifestation cardiaque ; on remarquera le tableau de la température, du pouls, de la respiration qui indique que la calorification était diminuée comme dans l'observation de M. Bourneville.

Nous devons communication à notre ami, M. de Boyer, de l'observation suivante citée en résumé dans sa thèse.

Observation XVI.

Pouls lent; — température basse; — accidents épileptiformes; par H. de Boyer (thèse de Paris 1879.)

Un homme de 60 ans, ne présentant aucun antécédent morbide, n'ayant pas d'épileptiques dans ses ascendants, entre salle Sainte-Foy, à Bicêtre, dans le service de M. Bouchard (mai 1877.)

Ce malade est atteint d'une hémiplégie complète avec contracture du bras gauche; il est borgne de l'œil gauche; ce qu'il présente de plus intéressant, ce sont des convulsions épileptiformes se reproduisant à de rares intervalles avec tous leurs caractères, suivis d'une période comateuse, mais non précédés d'aura: Le pouls est lent, et bat 33 à 36 fois par minute, la température est assez basse, elle était de 36°7 dans le rectum et ne dépassa pas ce chiffre pendant plusieurs jours; il n'y a pas de battements de cœur, pas d'œdèmes, ni de congestion du foie; pas d'albumine dans les urines. L'intelligence du malade est nette. Selon lui ses accès remontent à plusieurs mois, sans qu'il puisse préciser l'époque exacte de leur apparition: il meurt subitement, après avoir eu des convulsions cloniques.

Autopsie. — Légère atrophie de l'ensemble du lobe droit du cerveau : atrophie du chiasma et de la couche optique à droite; ramollissement cortical festonné. Il n'y avait rien à l'œil nu, au bulbe ou à la protubérance, rien non plus au cœur dont le tissu était cependant couleur feuille morte; pas de lésions d'orifice. Athérome artériel; rien aux poumons ni au foie.

Nous citerons enfin une dernière observation des plus intéressantes, celle de M. Rotureau.

Observation XVII.

Maladie du cœur ; — Pulsations artérielles remarquablement lentes ; — Ischémie cérébrale ; — Mort ; par A. Rotureau (*obs. lue à la Soc. Méd. de l'Elysée. Union Médicale, mars* 1870).

M. le docteur S.... ancien inspecteur des eaux de Néris et de Plombières, âgé de 72 ans, avait toujours eu une santé excellente jusqu'au moment où ses fonctions administratives lui furent retirées. Il conçut alors un violent chagrin qui lui fit perdre le sommeil pendant un temps assez long, durant lequel les fonctions digestives furent très-difficiles. La force de caractère et l'humeur habituellement enjouée de notre confrère lui firent assez promptement sinon oublier, au moins accepter avec philosophie un retrait d'emploi qu'il était persuadé ne pas avoir mérité. Il passait ses hivers à Paris, et la belle saison dans une maison de campagne qu'il s'était fait bâtir à St-Amand (Cher).

Je ne connaissais pas M. S... et pourtant nous habitions la même maison. Le 21 *février* dernier, à dix heures du matin, M. S.... perdit tout à coup connaissance. Étant en tournée matinale, je ne pus voir notre confrère qu'à 11 h. 1/2. M. le docteur Rigaudin fut appelé, prescrivit des révulsifs sur les membres inférieurs, qui firent revenir M. S... à une connaissance complète et à la perception exacte des objets extérieurs. Je n'eus donc qu'à remonter le moral d'un malade qui ne se dissimulait pas la gravité des accidents qu'il venait d'éprouver. Il m'apprit que déjà 3 ou 4 fois, l'été dernier, il avait eu des syncopes : il m'instruisit de la lenteur habituelle de son pouls radial, qui n'avait jamais plus de 48 pulsations par minute. Il me dit ne pas avoir de palpitations ni de douleurs à la région précordiale, ni d'oppression, et que son appétit était ordinairement assez bon. Je percutai et j'auscultai M. S... qui avait les poumons parfaitement sains, le cœur d'un volume normal ; aucun bruit extraordinaire n'était perçu pendant la systole ou pendant la diastole, à la pointe ou à la base de l'organe central de la circulation. Le pouls était régulier, les battements de l'artère radiale, assez résistants et assez larges, indiquaient 44 pulsations à la minute. M. S... ajouta que les évanouissements étaient précédés d'une *aura*, bientôt suivie de bourdonnements d'oreille, de vide dans la tête, de rougeur de la face et de perte de connaissance. Je quittai notre confrère dans un état assez satisfaisant pour qu'il pût faire son déjeuner.

Tout alla bien jusqu'à deux heures du matin, le 22 *février*. M. S... eut, à ce moment, une nouvelle syncope. Je me rendis auprès de lui ; je le retrouvai ayant perdu ses sens ; conservant une grande rougeur de la face et de la partie supérieure du corps ; ses yeux étaient larmoyants, mais les traits du visage n'étaient nullement déviés, la parole et l'intelligence étaient parfaitement nettes, les battements du cœur présentaient un trouble tel que les pulsations se faisaient sans ordre et sans rhythme, le pouls était intermittent et ne battait que 28 fois par minute. Persuadé qu'il fallait craindre une congestion cérébrale, quoiqu'il n'existât d'autres symptômes que la rougeur de la face et une céphalalgie légère, je proposai l'application de 8 sangsues au siége qui furent mises immédiatement. Lorsqu'elles eurent saigné pendant une demi-heure, la circulation se fit plus aisément, le pouls redevint régulier et battit 46-48 fois par minute. M. S.... n'éprouva rien d'extraordinaire, le lendemain 23, mangea et digéra bien. Le 24, il prit une bouteille de limonade au citrate de magnésie à 45 gr., eut six selles, et redevint aussi calme et aussi gai qu'en santé complète. Pendant les 8 jours qui suivirent, c'est-à-dire du 24 février au 4 mars, je ne revis pas M. S... qui reprit à peu près son genre de vie habituel. Il sortit en voiture le 4 *mars*, dîna de bon appétit, se coucha et dormit comme d'ordinaire. Le 5 *mars*, il se leva se portant bien, quoique ayant toujours un sentiment d'assez grande faiblesse. Il s'habilla, marcha dans son appartement, chanta même, passa dans son cabinet, commença la lecture du journal, voulut prendre un objet dans une commode, mais, en ouvrant son compartiment, il eut un malaise subit, fut projeté la tête en avant et perdit connaissance. Sa chute sur un tapis fut entendue par sa femme, qui descendit me prévenir. Je trouvai M. S.... assis, les pieds élevés et étant revenu à lui, son visage était pâle, mais son intelligence était très lucide. Le malade me raconta en détail comment son évanouissement était arrivé : pas plus que les autres fois l'embarras de la parole, la perte du mouvement ou de la sensibilité n'étaient survenus, le cœur ne présentait ni matité ni impulsions anormales. Il n'y avait point de mal de tête, mais un léger étonnement et une impossibilité absolue de se rendre compte de la façon dont la syncope s'était produite. Le pouls était de beaucoup ralenti ; il ne battait que 24 fois par minute, mais il avait une parfaite régularité. Des sinapismes furent appliqués sur les membres inférieurs, et, au bout de dix minutes, le malade déclara se trouver dans son état normal. Il se mit à table à 11 heures et fit un repas qu'il digéra très-bien. Je constatai, à 6 h. et à 9 h. du soir, que rien de nouveau n'était arrivé, seulement M. S.... ne pouvait avoir la tête élevée sans être menacé d'une syncope. Il se coucha, resta étendu sur un plan presque horizontal et dormit comme à son habitude. — Le 5 *mars*, la journée se passa sans accidents, le malade mangea, prit des préparations de quinquina et ne se plaignit que d'une assez grande faiblesse.

6 et 7 *mars*. Continuation du même état.

Le 8 *mars*, je dus m'absenter. M. S.... eut une perte de connaissance. M. le docteur Laguerre père, ami de la famille, fut appelé. Il constata, comme moi, que le cœur n'indiquait rien d'anormal, ni par son volume, ni par ses bruits ; il fut frappé, comme je l'avais été, de la lenteur extraordinaire du pouls (28 pulsations par minute d'une régularité parfaite). M. Laguerre crut aussi à une menace de congestion ou d'hémorrhagie cérébrales occasionnées par le mauvais fonctionnement du cœur ; il prescrivit un vésicatoire à la nuque. M. S..., conservant une grande difficulté à se soulever dans son lit, et une lipothymie étant toujours près de se produire à la suite du moindre mouvement, M. Laguerre fit continuer une bonne alimentation et l'usage des toniques.

M. Laguerre et moi nous vîmes deux fois M. S... dans la journée du 9 *mars*; nous constatâmes que le pouls, au lieu de s'être relevé, ne battait plus que 24 fois par minute et était régulier. Nous fîmes continuer l'alimentation, nous prescrivîmes une potion antispasmodique et le repos sur un lit horizontal.

Le 10 *mars*, à 9 heures du matin, nous trouvâmes le malade très-bien, très gai, quoique couché et forcé de garder une position inclinée.

Il est décidé que je visiterai seul le malade le soir. Le pouls était cependant toujours à 24 pulsations régulières, mais il semblait qu'après chaque pulsation cardiaque on percevait deux ou trois ondulations fugaces. Le 11, M. Laguerre et moi nous trouvons le malade moins bien. Le pouls a encore baissé, il est descendu, en effet, à 22 par minute ; il a conservé sa régularité. M. S... est plus faible, il a surtout conscience que l'*aura* précédent les pertes de connaissances est moins éloignée et le menace d'accidents prochains. Sa crainte était fondée, car vers 3 heures du soir, deux ou trois lipothymies revinrent. La faiblesse augmenta encore après qu'elles eurent cessé.

Le 12 *mars*, à 9 h. du matin, les pulsations artérielles sont encore moins fréquentes, il n'est plus possible d'en compter plus de 18 par minute, la faiblesse fait des progrès et les syncopes sont imminentes. Un vésicatoire est appliqué à la région précordiale, nous conseillons l'usage d'une gelée de viande aussi nutritive que possible, nous donnons du café noir et du vin généreux. La journée se passe sans accidents, mais sans amélioration. Je suis réveillé pendant la nuit pour des pertes de connaissance, suivie d'une décoloration profonde de la face et précédée de tintements d'oreilles, d'éblouissements et surtout d'une *aura* très-marquée.

Le 14 *mars*, au matin, le malade est content de son état et cause avec plaisir; il accepte cependant avec réserve les encouragements que nous lui donnons; il nous apprend que lui aussi consulte son pouls et que sa lenteur ne lui a pas échappé: il constate que sa régularité n'est plus aussi absolue et qu'il présente des pulsations intermédiaires. Nous allions nous retirer après avoir prescrit la continuation des toniques, de la gelée de viande et du bouillon, lorsque le malade est pris devant nous, et après nous l'avoir annoncé, d'une syncope complète, accompagnée de mouvements cloniques des muscles de la face, de convulsions des yeux, qui deviennent fixes ou attirés en haut et en dehors, absolument comme dans les attaques d'éclampsie des femmes en couche. La durée de cet état spasmodique n'est que de 25 à 30 secondes, après lesquelles M. S.... recouvre ses sens, plaisante ou s'inquiète de son mal, mais n'a aucune conscience du temps exact que durent les crises. Nous assistons à onze attaques successives espacées par une et quelquefois deux minutes, et toujours accompagnées de phénomènes identiques. Le pouls, lorsqu'elles sont finies descend à 16 pulsations par minute. Une potion musquée est prescrite, et nous continuons l'usage de l'infusion de café, du vin et de la gelée. La faiblesse faisant de nouveaux progrès, nous donnâmes de la viande crue pilée avec des confitures de groseille.

Le 15 *mars* au matin, le malade s'affaiblit de plus en plus, son pouls continue de battre 16 fois par minute, la pâleur des tissus est excessive, les attaques éclamptiques se rapprochent, et M. S..... après être tombé dans un état de somnolence comateuse, s'éteint, sans agonie, à 11 h. 15 minutes du soir.

L'autopsie n'a pas été faite.

Les chagrins dont il est fait mention au cours de cette observation et l'âge du malade, paraissent être les seules circonstances étiologiques que l'on puisse invoquer: notons que les accès paraissaient calmés par la position horizontale, qu'il y avait une *aura* bien facile à reconnaître pour un malade qui avait exercé la profession médicale.

L'intérêt de cette observation consiste principalement dans les détails donnés à propos de la marche des accidents et dans les intéressantes modifications du pouls survenues pendant l'attaque même. L'examen cadavérique ne fut malheureusement pas pratiqué, mais l'examen clinique a montré que le cœur ne présentait aucune modification de volume et que son auscultation n'indiquait aucun phénomène morbide.

CHAPITRE III.

Sémélologie. — Comparaison des observations.

On a vu dans le chapitre précédent combien comparables étaient toutes ces observations, c'est ce qui ressort de l'examen détaillé de chacune de leurs particularités :

Age. Il s'agit le plus souvent de gens âgés, 50 ans (obs. II) ; 60 ans (obs. XVI) ; 62-64 ans (obs. XIV, XV) ; 65 ans (obs. VII) ; 68 ans (obs. I, III) ; au-delà de 70 ans (obs. VIII, IX, X, XI, XII, XVII). Ce n'est que rarement que nous trouvons un âge peu avancé, et encore s'agit-il de faits diathésiques ou traumatiques (coups de couteau) (obs. VI) ; syphilis (obs. V) ; et enfin 34 ans chez un sujet surmené (obs. XIII). Dans le relevé de A. Flint, qui a publié six observations de pouls lent, observations qui ne nous ont pas paru devoir rentrer dans le cadre de notre étude, l'âge des malades était 20, 35, 32, 53, 46 et 43 ans ; en outre, comme nous le verrons plus loin, il s'agit de malades qui ont tous guéri et peu comparables à ceux dont nous nous occupons ici. Notre ami, M. de Boyer, se rappelle avoir vu, pendant son internat à Bicêtre, trois malades atteints de lenteur du pouls et de convulsions, avec un certain degré d'abaissement de la température ; dans ces trois faits il s'agissait de vieillards ayant de beaucoup dépassé la soixantaine. Nous pouvons donc admettre, comme prédisposition, l'*âge avancé*.

Sexe. Nous trouvons dans nos 17 observations 11 hommes contre 6 femmes, et encore ce chiffre de 6 doit-il être considéré comme trop élevé, car 4 de ces femmes ont été observées à la Salpêtrière et recherchées parmi la population exclusivement féminine de cet hospice. Il paraît donc probable que le sexe masculin prédispose à ces accidents épileptiques.

Antécédents de famille. Nous ne relevons comme antécédents qu'une seule particularité, mais elle a son importance : c'est qu'aucun des ascendants des malades n'était signalé comme épileptique ; un seul (Obs. XIII) avait des parents nerveux.

Antécédents du malade. Nous ne trouvons, en dehors du traumatisme (obs. VI et VII), d'autres causes prédisposantes que l'alcoolisme et les passions tristes ; la misère, le chagrin ont sans doute eu quelque rôle dans le développement des accidents : nous ne faisons que signaler en passant l'ingestion du poisson salé, à laquelle Somerville (obs. IV) impute tous les accidents qu'a éprouvés son malade. Il est vrai de dire que Flint a signalé un fait analogue : cet auteur relate que les causes probables des accidents que ses malades ont éprouvés étaient les suivants : un cas, affection syphilitique ; un cas consécutif à un accès violent de toux avec spasme de la glotte ; un cas survint dans la convalescence d'une pneumonie lobaire, un autre après impression d'un froid humide ; dans le cinquième la fièvre intermittente peut être mise en cause ; enfin, dans le sixième, une violente indigestion fut l'origine des accidents, comme dans le cas de Somerville.

Durée. La durée des accidents est ordinairement longue, elle peut varier entre une ou plusieurs années, 13 ans au moins dans un cas de la Salpêtrière (obs. X) : quelquefois cette durée était de quelques mois seulement, mais c'est quand la mort subite est survenue.

Terminaison. C'est qu'en effet la terminaison de cette affection est ordinairement grave. La mort est survenue dix fois sur 17 cas, et presque toujours d'une façon foudroyante ; ou bien, ce qui est plus rare, à la suite d'une cachexie profonde. C'est ainsi que nous relevons l'apoplexie mortelle (obs. I, VII) ; la mort pendant un accès convulsif (obs. VIII, X, XII) ; la mort à la suite d'un état de mal (obs. XVI, XVII) ; la cachexie ou l'érysipèle (obs. II, IX, XI).

La guérison complète n'est survenue, au contraire, que dans les cas légers de Somerville et de Malassez ; dans les autres cas il y eut amélioration, ce qui ne veut pas dire guérison, dans un état qui dure longtemps et expose à la mort subite.

Particularités du pouls. Dans tous les cas, le pouls est lent, en dessous de cinquante pulsations à la minute ; 30 (Obs. I) ; 35 à 40 (Obs. II) ; 28 à 30 (Obs. III) ; 25 (Obs. IV) ; 16 à 40 (Obs. V) : 48 à 56 (Obs. VI) ; 20 à 33 (Obs. VII) ; 32 (Obs. VIII) ; 24 à 32 (Obs. IX) ; 32 (Obs. X) ; 44 (Obs. XI) ; 28 à 30 (Obs. XII) ; 24 à 44 (Obs. XIII) ; 33 à 39 (Obs. XIV) ; 36 (Obs. XV) ; 33 à 36 (Obs. XVI) ; 44 (Obs. XVII). Souvent, du reste, le chiffre des battements diminue au moment de l'accès, c'est ainsi que dans l'obeervation VII il descendait à 12, puis à 8, puis à 5 ; et que dans l'observation XVII on voit le pouls tomber à 24 et 18 dans les mêmes circonstances. On remarque du reste que le pouls bat moins souvent que le cœur, et que parfois le pouls cesse complétement avant l'attaque pendant que le cœur bat très-faiblement pour bientôt s'arrêter tout à fait à un moment donné, quelquefois pendant plusieurs secondes, fait que Flint avait déjà signalé ainsi que la lenteur exagérée qui était de 16, 40, 35, 26, 38, 28 pulsations par minute, dans les cas qu'il cite.

Particularités de la température. La température paraît généralement un peu abaissée, on a peu de documents à ce propos, comme du reste au sujet de la thermométrie du vieillard en général ; cependant nous voyons plusieurs de nos malades se plaindre du froid (Obs. IV, XIV.), l'observation XVI nous donne 36 ou 37 ; les observations IX, XI, XII, XIV ; indiquent un abaissement de température assez prononcé, et dont on se rend facilement compte en étudiant les tableaux qui accompagnent les observations XI et XIV.

Particularités de la respiration. On doit remarquer que

dans six de nos cas il y eut manifestement des troubles respiratoires, sauf dans le cas I, dans lequel une pleurésie séreuse vint rendre compte de la dyspnée, nous ne pouvons que rapprocher les phénomènes respiratoires de ceux qui, comme la *dilatation pupillaire* (Obs. VI), et le *vomissement* (Obs. IV, VII, VIII, IX), sont manifestement d'origine bulbaire.

Etat du cœur. Le cœur n'a rien présenté à l'auscultation dans 7 observations. (Obs. I, VI. VII, XIV, XV, XVI, XVII) ; il n'y avait que des battements dans 4 cas, (obs. IV, XI, XII, XIII) ; donc 11 fois sur 17 il n'y eut pas de symptômes fonctionnels : ces 6 faits sont ceux des observations II, III, V, VIII, IX, X. Ce n'est du reste que dans ces trois derniers cas qu'on a noté un peu d'altération graisseuse du cœur, ainsi qu'on l'avait fait pour quatre autres malades chez lesquels il n'y eut aucune manifestation cardiaque pendant la vie.

Accès épileptiques et syncopaux. Peu des accès ont été précédés d'une aura bien manifeste dans l'observation ; ce sont celles signalées obs. III, XIV, XVII. Du reste on peut remarquer que l'aura est souvent négligée dans les descriptions de l'épilepsie ordinaire, et cela bien à tort ; les accès d'épilepsie qui accompagnent le pouls lent sont presque la règle, qu'ils aient lieu sous la forme de grand ou de petit mal, il n'existe qu'une seule de nos observations dans laquelle on ne puisse trouver nettement l'épilepsie, c'est celle du n° II. Dans les 16 autres nous voyons soit des accès syncopaux qui précèdent des manifestations convulsives, soit des vertiges, soit des évanouissements suivis d'une période d'inconscience qui est la signature de l'état épileptique. La grande attaque est loin d'être rare du reste, nous la trouvons tantôt débutant par une aura et parcourant toutes ses phases, tantôt se manifestant d'emblée par une de ces formes comateuses ou convulsives, si fréquentes dans les états épileptoïdes.

L'existence de l'épilepsie dans ces cas est donc aussi indéniable que celle de l'infréquence du pouls, aussi y a-t-il là quelque chose de tout particulier qui frappe l'attention et fait venir à l'esprit l'idée d'une affection du système nerveux ayant les allures de la triade symptomatique qui constitue la maladie de Basedow : dans le goître exophthalmique le trépied de Trousseau est constitué par trois symptômes assez éloignés en apparence, la palpitation, le goître, l'exophthalmie ; dans les cas que nous décrivons il y a aussi plusieurs facteurs : l'épilepsie, la lenteur du pouls, les troubles cardiaques ou respiratoires, pouvant ou non manquer, et causant secondairement l'abaissement de la température.

Sans vouloir pousser les analogies à la limite extrême, contentons-nous de remarquer combien il serait plausible d'expliquer les phénomènes que nous venons de passer en revue, par l'existence d'une altération bulbaire exerçant sur le cœur une influence modératrice, voire même certaines modifications de nutrition, par l'intermédiaire du pneumogastrique et du sympathique cervical ?

CONCLUSIONS

I. La lenteur du pouls est un phénomène, exceptionnel à l'état physiologique, qu'on ne rencontre même que rarement dans les cas pathologiques.

II. Il y a à distinguer un type clinique particulier, caractérisé par une lenteur permanente du pouls avec attaques syncopales et convulsions épileptiformes, survenant soit à la suite de traumatismes intéressant la région cervicale du rachis ou le crâne, soit spontanément, le plus souvent chez des vieillards, cet état peut parfois s'accompagner de troubles de la respiration, de vomissements, de troubles de la calorification , presque toujours on note des palpitations ou des souffles anémiques, souvent on ne trouve pas à l'autopsie les lésions valvulaires auxquelles on se serait attendu par l'auscultation.

III. Les accidents syncopaux et convulsifs qui accompagnent le pouls lent sont en tout comparables à ceux de l'épilepsie : ils sont comme eux précédés parfois d'une aura, ils s'accompagnent de chute, de mouvements cloniques, se terminent par la prostration et le coma sont caractérisés par l'inconscience.

IV. Cette lenteur du pouls, ces accidents convulsifs constituent les deux facteurs nécessaires d'un syndrôme que nous croyons utile de signaler à part dans les états épileptoïdes.

V. Cette affection est caractérisée par une durée assez longue, par des améliorations passagères, mais la mort subite peut survenir à chacune de ses périodes, et c'est une considération qui doit faire garder une grande réserve sur le pronostic.

VI. L'existence de manifestations bulbaires évidentes, telles que la dyspnée, le vomissement, les troubles de calorification, nous autorise *à supposer*, sous toutes réserves, que la lenteur permanente du pouls avec accès épileptoïdes, pourrait être sous la dépendance d'une altération bulbaire, ce qui semblerait résulter aussi des faits traumatiques de Rosenthal et Halberton.

TABLE DES MATIÈRES

Versailles. — Imprimerie Cerf et Fils, 59, rue Duplessis.

PUBLICATIONS

DU

PROGRÈS MÉDICAL

6, rue des Ecoles, 6

LE PROGRÈS MÉDICAL

JOURNAL DE MÉDECINE, DE CHIRURGIE ET DE PHARMACIE

Rédacteur en chef : **BOURNEVILLE.**

Paraissant le samedi par cahier de 24 p. in-4° compacte sur 2 colonnes
Un an : 20 fr. — 6 mois, 10 fr.

Pour les étudiants en médecine : un an, 12 fr.

Les Bureaux du **Progrès médical** *sont ouverts de midi à cinq heures.*

ABADIE. Sur la valeur séméiologique de l'hémiopie dans les affections cérébrales. In-8 de 12 pages. 0 fr. 40 c. — Pour les abonnés du *Progrès*, 30 cent.

AVEZOU (J.-C.). De quelques phénomènes consécutifs aux contusions des troncs nerveux du bras et à des lésions diverses des branches nerveuses digitales (étude clinique) avec quelques considérations sur la distribution anatomique des nerfs collatéraux des doigts. Un vol. in-8 de 144 pages. — Prix : 3 fr. 50. — Pour nos abonnés, 2 fr. 50

BALZER (F.). Contribution à l'étude de la Broncho-Pneumonie, in-8 de 84 pages, orné d'une planche en chromo-lithographie. — Prix : 2 fr. 50. — Pour les abonnés du *Progrès*, 1 fr. 75.

BÉHIER. Etude de quelques points de l'urémie (clinique, théories, expériences), leçons recueillies par H. LIOUVILLE et I. STRAUS. In-8 de 24 pages, 60 cent. — Pour les abonnés du *Progrès médical*, 40 cent.

BÉHIER. De la pellagre sporadique. Leçons faites à l'Hôtel-Dieu en 1873, recueillies par Liouville (H.) et Straus (I.). Paris, in-8 de 24 pages, 60 cent. — Pour les abonnés du *Progrès*, 40 cent.

BESSON (I.). Dystocie spéciale dans les accouchements multiples. Vol. in-8 de 92 p. — Prix : 2 fr. — Pour les abonnés du *Progrès*, 1 fr. 25.

BÉTOUS (I.). Etude sur le tabes spasmodique. In-8 de 48 pages. 1 fr. 50 — Pour les abonnés, 1 fr.

BIOT (C). Contribution à l'étude du phénomène respiratoire de Cheyne-Stokes (avec tracés pneumographiques et sphygmographiques). Paris 1876, in-8. — Prix : 1 fr. — Pour les abonnés du *Progrès médical*, 60 c.

BITOT. Essai de topographie cérébrale par la cerebrotomie méthodique. — Conservation des pièces normales et pathologiques par un procédé particulier. Un volume in-4° de 40 pages de texte avec 7 figures intercalées et 17 planches en photographie représentant des coupes cérébrales. 1878. — Prix : 12 fr. — Pour les abonnés du *Progrès médical*, 9 fr.

BOURNEVILLE et REGNARD. Iconographie photographique de la Salpêtrière. Cet ouvrage paraît par livraisons de 8 à 16 pages de texte et 4 photo-lithographies. Douze livraisons forment un volume. Les *deux premiers volumes* sont en vente.— Prix de la livraison : 3 fr.— Prix du volume : 30 fr. —Pour les *abonnés* du *Progrès médical*, prix de la livraison, 2 fr., prix du volume, 20 fr. —Nous avons fait relier quelques exemplaires dont le texte et les planches sont montés sur onglets ; demi-reliure, tranche rouge, non rognés. — Prix de la reliure, 5 fr.

Bourneville. Science et miracle : *Louise Lateau* ou la *Stigmatisée belge*. In-8 de 72 pages avec 2 fig. dans le texte et une eau forte dessinées par P. Richer, 2 fr. 50. 2e édition, revue, corrigée et augmentée.— Prix : 2 fr. 50 — Pour nos abonnés. 1 fr. 50.

Bourneville. Mémoire sur la condition de la bouche chez les idiots, suivi d'une étude sur la médecine légale des aliénés. Paris, 1863. Gr. in-8 de 28 pages à deux colonnes. 1 fr. — Pour les abonnés du *Progrès*, 70 cent.

Bourneville. Le choléra à l'hôpital Cochin (Etude clinique). Paris, 1865. In-8 de 48 pages, 1 fr. — Pour les abonnés du *Progrès*, 70 cent.

Bourneville et Teinturier. G. V. Townley, ou du diagnostic de la folie au point de vue légal. Paris, 1865. In-8 de 16 pages. 0 fr. 50. — Pour les abonnés du *Progrès*, 35 cent.

Bourneville. Etudes cliniques et thermométriques sur les maladies du système nerveux. Premier fascicule : Hémorrhagie et ramollissement du cerveau. Paris 1872. In-8 de 168 pages avec 22 fig. 3 fr. 50. — Pour nos abonnés, 2 fr. 50.

Deuxième fascicule : Urémie et Eclampsie puerpérale ; Epilepsie et Hystérie Paris, 1873. In-8 de 160 pages, avec 14 fig. 3 fr. 50.—Pour nos abonnés. 2 fr. 50.

Bourneville. Recherches cliniques et thérapeutiques sur l'épilepsie et l'hystérie. In-8 de 200 pages avec 5 fig. dans le texte et 3 planches. 4 fr. — Pour nos abonnés. 2 fr. 75.

Bourneville. Notes et observations cliniques et thermométriques sur la fièvre typhoïde. In-8° compacte de 80 pages, avec 10 tracés en chromo-lithographie. 3 fr. — Pour nos abonnés, 2 fr.

Bourneville et Voulet. De la contracture hystérique permanente ou appréciation scientifique des miracles de Saint-Louis et de Saint-Médard. In-8. 2 fr. 50. — Pour nos abonnés, 1 fr. 75.

Boyer (H. Cl. de). Etudes topographiques sur les lésions corticales des hémisphères cérébraux. Un fort volume in-8 de 190 pages, avec 104 figures intercalées dans le texte et une planche. Paris, 1879. — Prix : 6 fr. pour nos abonnés, 4 fr.

Brissaud (E.) et Monod (E). Contribution à l'étude des tumeurs congénitales de la région sacro-coccygienne, 1877, in-8 de 16 pages. — Prix : 50 cent. — Pour les abonnés du *Progrès*, 35 cent.

Brissaud. (*Voir* Fournier.)

Budin (P.). Recherches physiologiques et cliniques sur les accouchements. Paris, 1876. In-8 de 36 pages avec figures. 1 fr. — Pour nos abonnés, 65 cent.

Budin (P.). De la tête du fœtus au point de vue de l'obstétrique. Recherches cliniques et expérimentales. Gr. in-8 de 112 pages, avec de nombreux tableaux, dix figures intercalées dans le texte, 36 planches noires et une planche en chromo-lithographie. — Prix : 10 fr. — Pour les abonnés du *Progrès*, 6 fr.

Cartaz (A.). Notes et observations sur le tétanos traumatique. In-8. 50 cent. — Pour les abonnés du *Progrès*, 35 cent.

Chabbert (L.). De l'anthrax des lèvres, ses complications, son traitement. Paris 1877, in-8 de 44 pages. — Prix : 1 fr. 50. — Pour les abonnés du *Progrès*, 1 fr.

CHARCOT (J.-M.). Leçons sur les maladies du système nerveux, faites à la Salpêtrière, recueillies et publiées par BOURNEVILLE. Tome I : Troubles trophiques ; — Paralysie agitante ; — Sclérose en plaques ; — Hystéro-épilepsie. Paris, 1875, 2e édition. In-8 de 428 pages avec 25 figures et 10 planches en chromo-lithographie. 13 fr. — Pour nos abonnés, 10 fr.

CHARCOT (J.-M.). Leçons sur les maladies du système nerveux, faites à la Salpêtrière, recueillies et publiées par BOURNEVILLE. Tome II : *Des anomalies de l'ataxie locomotrice* ; — *De la compression lente de la moëlle épinière* (mal de Pott, cancer vertébral, etc.) ; — *Des amyotrophies* (paralysie infantile, paralysie spinale de l'adulte, atrophie musculaire protopathique, sclérose des cordons latéraux, etc.). — *Tabes dorsal spasmodique* ; — *Hémichorée post-hémiplégique* ; — *Paraplégies urinaires* ; — *Vertige de Menière* ; — *Epilepsie partielle d'origine syphilitique* ; — *Athétose* ; — *Appendice, etc.* — Prix : 14 fr. — Pour les abonnés du *Progrès médical*, 10 fr.

CHARCOT (J.-M.). Leçons sur les localisations dans les maladies du cerveau, recueillies et publiées par Bourneville. In-8 de 168 pages avec 45 figures dans le texte. — Prix : 5 fr. — Pour les abonnés, 4 fr.

CHARCOT (J.-M.). Leçons sur les maladies du foie, des voies biliaires et des reins, faites à la Faculté de médecine de Paris, recueillies et publiées par Bourneville et Sevestre. Un volume in-8 de 400 pages, orné de figures et de sept planches chromo-lithogr. — Prix : 10 fr. — Pour les abonnés du *Progrès médical*, 7 fr.

CHARCOT (J.-M.). Leçons cliniques sur les maladies des vieillards et les maladies chroniques. Un fort volume in-8 de 310 pages avec figures dans le texte et 3 planches en chromo-lithographie. — Prix cartonné à l'anglaise, 8 fr. — Pour nos abonnés, 7 fr.

CHARCOT (J.-M.) et GOMBAULT. Note sur un cas de lésions disséminées des centres nerveux observées chez une femme syphilitique, in-8° avec planches chromo-lithog. — Prix : 1 fr. — Pour les abonnés du *Progrès médical*, 70 cent.

CHARCOT (J.-M.). De l'anaphrodisie produite par l'usage prolongé des préparations arsenicales. Paris, 1864. In-8. 0 fr. 50. — Pour les abonnés du *Progrès*, 35 cent.

CHOUPPE (H.). Recherches thérapeutiques et physiologiques sur l'ipéca. Paris, 1873. In-8 de 40 pages, 1 fr. — Pour nos abonnés, 70 cent.

CORNILLON (J.). La folie des grandeurs. In-8 de 60 pages. 2 fr. 50. — Pour nos abonnés, 1 fr. 70.

CORNILLON (J.). De la contracture uréthrale dans les rétrécissements péniens. In-8° de 60 pages. 1 fr. 50. — Pour nos abonnés, 1 fr.

CORNILLON (J.). Action physiologique des alcalins dans la glycosurie. Prix : 60 c. — Pour nos abonnés, 40 cent.

CORNILLON (J.). Rapports du diabète avec l'arthritis et de la dyspepsie avec les maladies constitutionnelles. Un volume in-8 de 48 pages. — Paris, 1878. — Prix : 1 fr. 50 ; pour les abonnés du *Progrès*, 1 fr.

CUFFER. Des causes qui peuvent modifier les bruits de souffle intra et extra-cardiaques, et en particulier de leurs modifications sous l'influence des changements de la position des malades. Valeur séméiologique de ces modifications. — Prix : 1 fr. 50. — Pour nos abonnés, 1 fr.

DAREMBERG (G.). Les méthodes de la chimie médicale. In-8 de 19 pages. — Prix : 60 c. — Pour nos abonnés, 40 cent.

DEBOVE. Notes sur la méningite spinale tuberculeuse, sur l'hémiplégie saturnine et l'hémianesthésie d'origine alcoolique. Brochure in-8 de 24 pages, prix : 90 c., pour nos abonnés, 60 c.

DEBOVE (*Voir* LIOUVILLE).

DEHENNE (A.). Note sur une cause peu connue de l'érysipèle. Paris, 1874. In-8, 0 fr. 50. — Pour nos abonnés, 35 cent.

DEJERINE (J.). Recherches sur les lésions du système nerveux dans la paralysie ascendante aiguë. Un volume in-8 de 66 pages. — Paris 1879. — Prix : 2 fr. — Pour nos abonnés, 1 fr. 50

DELASIAUVE. De la clinique à domicile et de l'enseignement qui s'y rattache, dans ses rapports avec l'assistance publique. Paris, 1877, in-8 de 16 p. Prix : 50 c. — Pour nos abonnés, 35 cent.

DELASIAUVE. Du double caractère des phénomènes psychiques. Prix : 50 cent. — Pour nos abonnés, 35 cent.

DELASIAUVE. Classification des maladies mentales ayant pour double base la psychologie et la clinique. Paris, 1877. In-8 de 24 pages. — Prix : 50 cent.

DELASIAUVE. Traité de l'épilepsie. Un gros volume in-8 de 560 pages. — Prix : 3 fr. 50. — Pour nos abonnés, 2 fr. 50

DELASIAUVE (J.). Journal de médecine mentale, résumant au point de vue médico-psychologique, hygiénique, thérapeutique et légal, toutes les questions relatives à la folie, aux névroses convulsives et aux défectuosités intellectuelles et morales, à l'usage des médecins praticiens, des étudiants en médecine, des jurisconsultes, des administrateurs et des personnes qui se consacrent à l'enseignement. Dix volumes (1860-1870). — Prix : 50 fr. — Pour les abonnés du *Progrès médical*, 40 fr.

DRANSART (H.-N.). Contribution à l'anatomie et à la physiologie pathologiques des tumeurs urineuses et des abcès urineux. In-8° de 32 pages avec 1 figure, 70 cent. — Pour les abonnés, 40 cent.

DU BASTY. De la piqûre des hyménoptères porte-aiguillon. Gr. in-8 de 48 pages. 1 fr. 25. — Pour les abonnés du *Progrès*, 85 cent.

DUPLAY (S.). Leçon sur les périarthrites coxo-fémorales, recueillie par H. DURET. In-8 de 20 pages. 60 cent. — Pour nos abonnés, 40 cent.

DUPLAY. Conférences de clinique chirurgicale, faites aux hôpitaux de Saint-Louis et Saint-Antoine, recueillies et publiées par Duret et Marots, internes des hôpitaux. — In-8 de 180 pages. Prix : 3 fr. 50. — Pour les abonnés du *Progrès*, 2 fr. 50.

DUPUY (L.-E.). Etude sur quelques lésions du mésentère dans les hernies In-8° de 16 pages, 50 cent. — Pour les abonnés. 35 cent.

DURET (H.). Etudes expérimentales et cliniques sur les traumatismes cérébraux. Un volume in-8° de 330 pages, orné de 18 planches doubles en chromo-lithographie et lithographie, et de 39 figures sur bois intercalées dans le texte. Paris, 1878. Premier volume, prix : 15 fr.; pour les abonnés du *Progrès médical*, 10 fr.

FERRIER. Recherches expérimentales sur la physiologie et la pathologie cérébrales. Traduction avec l'autorisation de l'auteur, par H. DURET, interne des hôpitaux. In-8° de 74 p. avec 11 fig. dans le texte, 2 fr. — Pour nos abonnés. 1 fr. 35.

FOURNIER (A). De la pseudo-paralysie générale d'origine syphilitique. Leçons recueillies par E. Brissaud. Paris 1878. In-8 de 24 pages. — Prix : 1 fr. — Pour les abonnés, 65 cent.

GIRALDÈS (J.-A.). Recherches sur les kystes muqueux du sinus maxillaire. — Prix : 1 fr. 50. — Pour nos abonnés, 1 fr.

GIRALDÈS (J.-A.). Etudes anatomiques ou recherche sur l'organisation de l'œil considéré chez l'homme et dans quelques animaux. Paris 1836. In-4° de 83 pages avec 7 planches. — Prix : 3 fr. 50. — Pour nos abonnés, 2 fr. 50.

Giraldès (J.-A.). Des luxations de la mâchoire. Paris 1844. In-4° de 50 pages avec 2 planches. — Prix : 2 fr. — Pour nos abonnés, 1 fr. 35.

Giraldès (J.-A.). De l'anatomie appliquée aux beaux-arts. Cours professé à l'athénée des Beaux-Arts. Compte rendu par Mlle Lina Jaunez. Paris 1856. In-8 de 8 pages. — Prix : 50 cent.

Giraldès (J.-A.). Plan général d'un cours d'anatomie appliqué aux beaux-arts. Paris 1857. In-8 de 8 pages. — Prix : 50 cent.

Giraldès (J.-A.). Recherches anatomiques sur le corps innominé. Paris, 1861. In-8 de 12 pages avec 5 planches. — Prix : 1 fr. 50. — Pour nos abonnés, 1 fr.

Giraldès (J.-A). De la fève de Calabar, note présentée au congrès médico-chirurgical de France tenu à Rouen le 30 septembre 1863. Paris 1864, in-8 de 8 pages avec figures. — Prix : 50 cent.

Giraldès (J.-A.). Note sur les tumeurs dermoïdes du crâne. Paris, 1866. In-8 de 7 pages. Prix : 40 cent.

Giraldès (J.-A.). Sur un point du traitement de la périostite phlegmoneuse diffuse. Paris 1874. In-8 de 12 pages. Prix 50 cent.

Golay (E.). Des abcès douloureux des os. Un volume in-8 de 162 pages. — Paris, 1879. — Prix : 3 fr. 50 ; pour nos abonnés, 2 fr. 50

Gombault. Etude sur la sclérose latérale amyotrophique. — Prix : 2 fr. — Pour nos abonnés, 1 fr. 35.

Hayem (G.). Leçons cliniques sur les manifestations cardiaques de la fièvre typhoïde, recueillies par Boudet de Paris. In-8 de 88 pages avec 5 figures. Prix : 2 fr. 50. — Pour les abonnés, 1 fr. 70

Kelsch (A.). Note pour servir à l'histoire de l'endocardite ulcéreuse. In-8° — Prix : 50 cent. — Pour nos abonnés, 35 cent.

Landolt (E.). Leçons sur le diagnostic des maladies des yeux, faites à l'école pratique de la Faculté de médecine de Paris pendant le semestre d'été de 1875, recueillies par Charpentier. Paris, 1877. In-8 de 204 pages. — Prix : 6 fr. — Pour nos abonnés, 4 fr.

Landouzy (L.). Trois observations de rage humaine ; réflexions. In-8° de 16 pages, 50 cent. — Pour les abonnés, 35 cent.

Laveran (A.) Un cas de myélite aiguë. 1876. In-8 de 13 p. 30 cent.

Laveran. Tuberculose aiguë des synoviales, 50 cent.

Leloir (H.). Contribution à l'étude du rhumatisme blennorrhagique, brochure in-8 de 24 pages.— Prix ; 75 c..—Pour les abonnés du *Progrès*, 50 c.

Liouville (H.) Contribution à l'étude de la paralysie générale progressive des aliénés. In-8°, 50 cent. — Pour nos abonnés, 35 cent.

Liouville (H.). Nouveaux exemples de lésions tuberculeuses dans la moelle épinière. In-8, 50 cent. — Pour nos abonnés, 35 cent.

Liouville et Debove. Note sur un cas de mutisme hystérique, suivi de guérison. Paris, 1876. In-8. 30 cent.

Liouville. (*Voir* Béhier).

Longuet (F.-E.-M.). De l'influence des maladies du foie sur la marche des traumatismes. In-8 de 124 pages, 4 fr. — Prix pour nos abonnés : 2 fr. 75.

Manuel de la garde-malade et de l'infirmière, publié sous la direction du Dr Bourneville, par MM. Blondeau, de Boyer, Ed. Brissaud, H. Duret, G. Maunoury, Monod, Poirier, P. Regnard, Sevestre et P. Yvon, rédacteurs du *Progrès médical*. — Ouvrage formant trois volumes in-16. — 1er volume : *Anatomie et Physiologie*, 180 pages, 8 figures. Prix : 2 fr.

2e volume : *Pansements*, 316 pages, 60 gravures, prix : 3 fr. 50.
3e volume : *Administration des Médicaments*, 160 pages, prix : 2 fr. — Pour nos abonnés, l'ouvrage complet, broché, prix 5 fr.
Nous avons fait faire un élégant cartonnage anglais pour chacun des trois volumes du Manuel. — Prix par volume 75 c., l'ouvrage complet, 2 fr.

Marcano (G.). Des ulcères des jambes entretenus par une affection du cœur. In-8. 1 fr. 25. — Pour nos abonnés. 85 cent.

Marcano (G.). De l'étranglement herniaire par les anneaux de l'épiploon. Paris, 1872. In-8 de 8 pages. — Prix : 30 cent.

Marcano. De la psoïte traumatique, in-8° de 160 pages. — Prix : 3 fr. — Pour les abonnés, 2 fr.

Marcano. Notes pour servir à l'histoire des kystes de la rate. — Prix : 60 cent. — Pour nos abonnés, 40 cent.

Marsat (A.). Des usages thérapeutiques du *nitrite d'amyle*. In-8 de 48 pages. 1 fr. 25. — Pour nos abonnés, 85 cent.

Maunoury (G.). Les hôpitaux-baraques et les pansements antiseptiques en Allemagne. Paris 1877, in-8 de 20 pages. — Prix : 1 fr. — Pour les abonnés du *Progrès*, 70 cent.

Miot (C.). De la myringodectomie ou perforation artificielle du tympan. In-8 de 169 pages avec 16 figures intercalées dans le texte. — Prix : 3 fr. 50 — Pour les abonnés du *Progrès médical*, 2 fr. 50.

Miot (C.). De la Ténotomie du muscle tenseur du tympan. Volume in-8° de 56 pages orné de 11 figures intercalées dans le texte. Paris, 1878. Prix : 1 fr. 50 ; pour les abonnés du *Progrès*, 1 fr.

Onimus. Des applications chirurgicales de l'électricité. Leçons recueillies par Bonnefoy. In-8 de 16 pages, avec 4 figures, 60 c. — Pour nos abonnés. 40 cent.

Ory (E.). Maladies de la peau. Notes de thérapeutique, recueillies aux cliniques dermatologiques de M. le professeur Hardy, à l'hôpital St-Louis. Paris, 1877. In-8 de 40 pages. — Prix : 1 fr. — Pour nos abonnés, 70 cent.

Oulmont (P.). Etude clinique sur l'athétose. Paris, 1878. In-8 de 116 pages avec figures. — Prix : 3 fr. — Pour nos abonnés, 2 fr.

Parrot. Cours d'histoire de la médecine. Leçon d'ouverture du 21 novembre 1876. Paris, 1877. In-8 de 20 pages. — Prix : 60 c. — Pour nos abonnés, 40 cent.

Pasturaud (D.). Etude sur les cals douloureux. In-8 de 64 pages. 2 fr. — Pour nos abonnés. 1 fr. 35.

Pathault (L.). Des propriétés physiologiques du Bromure de Camphre et de ses *usages thérapeutiques*. In-8 de 48 pages, 1 fr. 50. — Pour nos abonnés, 1 fr.

Peltier (G.). De la triméthylamine et de son usage dans le traitement du rhumatisme articulaire aigu. In-8 compacte de 34 pages, 60 cent. — Pour nos abonnés, 40 cent.

Peltier (G.). Etude sur la cécité congénitale. Paris, 1869. In-8 de 36 pages. — Prix : 1 fr. — Pour nos abonnés, 70 cent.

Peltier (G.). L'ambulance n° 5. Paris, 1871. In-8 de 110 pages. 1 fr.

Pitres (A.). Recherches sur les lésions du centre ovale des hémisphères cérébraux, étudiées au point de vue des localisations cérébrales. Paris, 1877. In-8 de 148 pages, avec deux planches chromo-lithographiques. — Prix : 4 fr. — Pour les abonnés du *Progrès Médical*, 2 fr. 70.

Poinsot (G.). Contribution à l'histoire clinique des tumeurs du testicule, brochure in-8 de 28 pages. Prix : 1 fr. ; pour nos abonnés, 70 cent.

QUESTIONNAIRE pour le 1er examen de doctorat. Recueil de séries d'examens subis récemment (en 1876) à la Faculté de médecine de Paris, indiquant : 1° La composition du jury pour chaque série; 2° La préparation anatomique de chaque candidat; 3° Les questions orales auxquelles le candidat a dû répondre ensuite; 4° Enfin le résultat de l'examen dans chaque série; suivi de questions sur les accouchements, recueillies au cinquième examen de doctorat et aux examens de sage-femme. Paris, 1876. In-16 de 91 pages. — Prix : 1 fr. — Pour nos abonnés, 70 cent.

RANVIER (L.). Leçon d'ouverture du cours d'anatomie générale au Collége de France. Paris, 1876. In-8 de 16 pages. — Prix, 60 c. — Pour nos abonnés, 40 cent.

RAYMOND (F.). Etude anatomique, physiologique et clinique sur l'hémichorée, l'hémianesthésie et les tremblements symptomatiques. In-8 de 140 pages avec figures dans le texte et 3 planches. 3 fr. 50. — Pour les abonnés, 2 fr. 50.

RECLUS (P.). Du tubercule du testicule et de l'orchite tuberculeuse. In-8 de 212 pages avec 5 planches en chromo-lithographie, 5 fr. — Pour nos abonnés, 4 fr.

RECLUS (P.). De l'épithélioma térébrant du maxillaire supérieur. Paris, 1876. In-8 de 4 pages. — Prix : 20 cent.

RECLUS (P.). La fontaine d'Ahusquy, brochure in-8 de 30 pages. — Prix : 1 fr. — Pour les abonnés, 70 c.

RECLUS (P.). Des ophthalmies sympathiques. Un fort volume in-8 de 210 pages. — Prix : 5 fr. pour les abonnés du *Progrès médical*, 4 fr.

REGNARD (P.). Recherches expérimentales sur les variations pathologiques des combustions respiratoires. Un fort volume in-8° de 394 pages, enrichi de 100 gravures dans le texte. — Paris, 1879. — Prix : 10 fr.; pour les abonnés, 7 fr.

RIBEMONT (A.). Recherches sur l'insufflation des nouveau-nés et description d'un nouveau tube laryngien. Un volume in-8 de 40 pages et 8 planches. — Paris, 1878. — Prix : 3 fr. 50 ; pour nos abonnés, 2 fr. 50

ROQUE (F.). Des dégénérescences héréditaires produites par l'intoxication saturnine lente. Paris, 1872. In-12 de 15 pages. — Prix : 30 cent.

ROSAPELLY (Ch. L.). Recherches théoriques et expérimentales sur les causes et le mécanisme de la circulation du foie. Un volume in-8 de 76 pages orné de 24 figures. — Prix : 3 fr.; pour nos abonnés, 2 fr.

SCHÉMAS pour relever à l'autopsie les lésions cérébro-spinales. Feuille carrée contenant 13 figures. — Prix : 20 cent.

SEGUIN (E.-C). Registre memento d'observations, pour conserver toutes les observations faites au lit du malade. Paris, 1878. — Prix : 60 cent.

STRAUS. (*Voir* BÉHIER.)

TARNIER. De l'influence du régime lacté dans l'albuminurie des femmes enceintes et de son indication. 50 cent.

THAON (L.). Recherches cliniques et anatomo-pathologiques sur la tuberculose. Grand in-8° de 112 pages, avec 2 planches en chromo-lithographie, 4 fr. 50. — Pour nos abonnés, 3 fr.

THAON (L.). Clinique climatologique des maladies chroniques. — 1er fascicule : phthisie pulmonaire. Un volume grand in-8 de 164 pages, avec 2 planches de tracés de température. Paris 1877. — Prix : 4 fr.; pour les abonnés, 2 fr. 75

TEINTURIER (E.). Les Skoptzy, étude médico-légale sur une secte religieuse russe dont les adeptes pratiquent la castration. — Un joli volume in-12 orné de gravures représentant les différents modes de castration employés par ces fanatiques. — Prix : 1 fr. 50. — Pour les abonnés du *Progrès médical*, 1 fr.

Terrillon. Des troubles de la menstruation après les lésions chirurgicales ou traumatiques. In-8 de 22 pages, 60 cent. — Pour les abonnés, 40 cent.

Terrillon. Contribution à l'étude des gommes syphilitiques du testicule ou sarcocèle gommeux. — Prix : 50 c. — Pour nos abonnés, 35 cent.

Trélat (U.). Leçons de clinique chirurgicale, professées à l'hôpital de la Charité (1875-1876), recueillies et rédigées par A. Cartaz. Paris, 1877. In-8 de 127 pages. — Prix : 3 fr. — Pour nos abonnés, 2 fr.

Villard (F.). De l'aphasie ou la perte de la parole et de la localisation du langage articulé, par le Dr Batman, traduit de l'anglais par F. Villard Un volume in-8° de 128 pages. Paris, 1870. Prix : 2 fr.; pour les abonnés, 1 fr. 25.

Villard (F.). Notice hygiénique et médicale sur l'Attique. Brochure in-8 de 30 pages. Prix : 1 fr. Pour nos abonnés, 70 cent.

Le Progrès médical : tome I (1873), épuisé. — Tome II (1874), épuisé. — Tome III (1875), vol. in-4° de 800 pages avec 50 figures, prix 16 fr. — Tome IV (1876), vol. in-4° de 960 pages, prix 16 fr. — Tome V (1877), vol. in-4° de 1100 pages, prix : 20 fr. — Tome VI (1878), vol. in-4 de 1020 pages, prix 20 fr.

Les Bureaux du PROGRÈS MÉDICAL sont ouverts de midi à 5 heures

(DIMANCHES ET FÊTES EXCEPTÉS)

VERSAILLES. — CERF ET FILS, IMPRIMEURS, RUE DUPLESSIS, 59.

VERSAILLES. — IMP. CERF ET FILS, RUE DUPLESSIS, 59.

www.ingramcontent.com/pod-product-compliance
Ingram Content Group UK Ltd.
Pitfield, Milton Keynes, MK11 3LW, UK
UKHW020114240726
13926UKWH00011B/1218

9 782014 101614